Claudia Trenkwalder

Restless Legs Syndrom

Springer-Verlag Berlin Heidelberg GmbH

Claudia Trenkwalder

Restless Legs Syndrom

Klinik
Differentialdiagnose
Neurophysiologie
Therapie

Geleitwort von Wolfgang Oertel

Unter Mitarbeit von Stefan F. Bucher

Mit 29 Abbildungen und 9 Tabellen

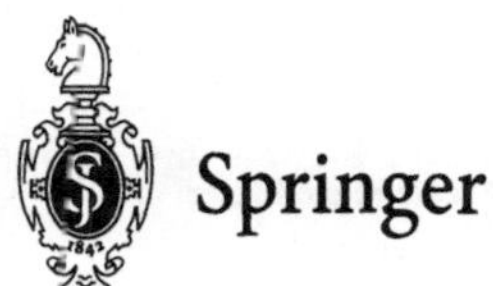

Springer

PD Dr. Claudia Trenkwalder
Max-Planck-Institut für Psychiatrie
Klinisches Institut, Neurologie
Kraepelinstraße 10
80804 München

Dipl.-Phy. Dr. Stefan F. Bucher
Neurologische Universitätsklinik
Klinikum Großhadern
Marchioninistraße 15
81377 München

Die Deutsche Bibliothek - CIP-Einheitsaufnahme
Trenkwalder, Claudia:
Restless-legs-Syndrom : Klinik, Differentialdiagnose, Neurophysiologie, Therapie / Claudia Trenkwalder. - Berlin ; Heidelberg ; New York ; Barcelona ; Budapest ; Hongkong ; London ; Mailand, Paris ; Santa Clara ; Singapur ; Tokio : Springer, 1998
ISBN 978-3-642-63703-2 ISBN 978-3-642-58736-8 (eBook)
DOI 10.1007/978-3-642-58736-8

Originally published by Springer-Verlag Berlin Heidelberg New York in 1998
Softcover reprint of the hardcover 1st edition 1998

Herstellung: PRO EDIT GmbH, D-69126 Heidelberg
Umschlaggestaltung: D-10999 Berlin
Satzherstellung: Storch GmbH, D-97353 Wiesentheid

SPIN: 10751881 25/3012-5 4 3 2 1 - Gedruckt auf säurefreiem Papier

Geleitwort

Die Erkrankung „Restless Legs Syndrom“ (Syndrom der ruhelosen Beine) war bis Ende der 80er Jahre in neurologischen und psychiatrischen Fachkreisen eine wenig beachtete Entität. Die Erkrankung „Syndrom der ruhelosen Beine“ ist etwa so häufig wie die Migräne und stellt damit eine Volkskrankheit dar. Die Patienten klagen über z.T. schmerzhafte Mißempfindungen und einen ausgeprägten Bewegungsdrang in Ruhe. Abgesehen von diesen typischen Angaben sind sie neurologisch unauffällig. Die Krankheit ist eindeutig diagnostizierbar, ein Großteil der Patienten gibt eine erbliche Komponente an. Darüber hinaus existieren effektive Therapiemöglichkeiten. Die derzeit wirksamste Therapie beruht auf der Gabe von Dopamimetika. Dies bedeutet, daß Erfahrungen, die in der Forschung über die Behandlung der Parkinson-Krankheit vorliegen, zu großen Teilen für die Behandlung der Erkrankung „Restless Legs Syndrom“ übernommen werden können.

Im Jahr 1990 begann Frau PD Dr. Claudia Trenkwalder zusammen mit zwei Doktoranden und mir, sich mit diesem Krankheitsbild zu befassen.

Es ist das Verdienst von Frau PD Dr. Claudia Trenkwalder, das „Restless Legs Syndrom“ in der klinischen Beobachtung verfolgt und mit elektrophysiologischen und bildgebenden Verfahren sowie in mehreren größeren Therapiestudien bearbeitet zu haben. Diese Arbeiten bilden die Voraussetzungen für das vorliegende Buch, welches die erste umfassende Monographie über das Krankheitsbild „Restless Legs Syndrom“ im deutschsprachigen Raum darstellt. Frau PD Dr. Claudia Trenkwalder beschreibt, wie die Erkrankung eindeutig zu diagnostizieren ist, und gibt einen Überblick über den derzeitigen Stand der Grundlagen- und klinischen Forschung. Weiterhin faßt das Buch alle bis 1997 relevanten Therapiestudien gut verständlich zusammen. Dies ist von besonderem Interesse, da bisher offiziell kein Medikament für die Behandlung des „Restless Legs Syndroms“ weltweit zugelassen ist.

Ich wünsche dem vorgelegten Werk weite Verbreitung und hoffe, daß es als zuverlässiger Ratgeber und Informationsquelle seine Anerkennung gewinnen wird.

Marburg, Mai 1997 — Prof. Dr. Wolfgang Oertel

Danksagung

Dieses Buch konnte nur durch die engagierte Mitarbeit vieler Kolleginnen und Kollegen entstehen.

Mein besonderer Dank gilt Frau Juliane Winkelmann und Herrn Dr. Thomas Wetter für die sorgfältige Durchsicht des Manuskripts und die Überlassung schlafpolygraphischer Abbildungen. Bei Frau Dr. Karin Stiasny von der Neurologischen Universitätsklinik Marburg möchte ich mich für die langjährige fruchtbare Zusammenarbeit bedanken, ebenso bei Herrn Victor Collado Seidel vom MPI München und Herrn Prof. Dr. Ralf Kohnen von IMEREM Nürnberg für ihre Unterstützung bei den Therapiestudien.

Für die exzellente und engagierte Mithilfe an der Erstellung des Manuskripts möchte ich meiner Sekretärin, Frau Miskowic, meinen ganz besonderen Dank aussprechen.

Herr Prof. Dr. Wolfgang Oertel, Direktor der Neurologischen Universitätsklinik Marburg, hat die Forschung „Restless Legs Syndrom" vor einigen Jahren in München initiiert. Dank seiner kontinuierlichen Unterstützung konnten die in diesem Buch beschriebenen Forschungsprojekte realisiert werden. Sicherlich wird die erfolgreiche Zusammenarbeit der Arbeitsgruppen in München und Marburg weiterhin zur Erforschung des Restless Legs Syndroms beitragen.

PD Dr. Claudia Trenkwalder — München, im Mai 1997

Inhaltsverzeichnis

Historische Entwicklung des Begriffs „Restless Legs Syndrom": Chronologischer Abriß wichtiger Forschungsergebnisse

Vom Auftreten erster Symptome eines idiopathischen Restless Legs Syndroms (RLS) bis zur Diagnosestellung vergehen durchschnittlich einige Jahre. Dabei konsultieren Patienten mit einem Restless Legs Syndrom insgesamt mehrere Ärzte, darunter Hausärzte, Internisten und Neurologen. Bei einer repräsentativen Umfrage (unveröffentlichte Ergebnisse einer Umfrage im Sommer 1994 bei 257 deutschen Hausärzten (187 praktische Ärzte, 70 Internisten)) gaben 90 bzw. 96% der Kollegen an, daß ihnen die Erkrankung bekannt sei, jedoch nur 46% diagnostizierten das Restless Legs Syndrom aus der typischen Anamnese. 27% stellten die Diagnose aus der „körperlichen Untersuchung", 11% aus der Diagnostik von „Störungen der Durchblutung", und 18% aus dem „neurologischen Status". Nur 4% der Kollegen räumten ein, daß ihnen die Erkrankung unbekannt sei, oder sie über keine ausreichende Erfahrung mit der Diagnostik des RLS verfügten. Dieses Ergebnis spiegelt die Situation des RLS bei niedergelassenen Kollegen Mitte der 90er Jahre wider: Obwohl möglicherweise der Begriff „Restless Legs Syndrom" erinnert wird, ist die Beschreibung des Krankheitsbildes, seine klinische Symptomatik und Diagnostik nicht bekannt. In den älteren Lehrbüchern wird das RLS oftmals nicht, oder sogar falsch oder unzureichend aufgeführt.

Die für den Patienten extrem unangenehme Erkrankung kann aus der typischen Anamnese und der klinischen Symptomatik diagnostiziert werden und bedarf, wenn überhaupt, weniger technischer Untersuchungen zur Diagnosesicherung.

Das Restless Legs Syndrom wurde bereits im Jahre 1685 von Dr. Thomas Willis (Willis 1685) beschrieben. Die erste uns bekannte Charakterisierung des Restless Legs Syndroms lautet:

„These patients retire to bed, but presently, in their arms and legs, arise movements of the whole limbs and twitchings of the muscles. So great is the muscle restlessness, that the distressed patients are no more able to sleep than if they were in a place of torture."

Damals trat das RLS möglicherweise häufiger auf als heute, da durch die weit verbreitete therapeutische Maßnahme des Aderlasses viele Patienten an einer Blutungs- und Eisenmangelanämie litten. Diese begünstigt, wie bereits Ekbom (1945) wußte, das Auftreten eines RLS.

Whittmack (1861) beschrieb das Restless Legs Syndrom als primär psychiatrische bzw. psychosomatische Erkrankung. Die Unruhe der Beine, von Whittmack als „anxietas tibiarum“ beschrieben, sei ein „Ausdruck der Hysterie“ und damit ein Konversionssymptom. Erst Oppenheim ordnete das RLS wieder in die Reihe neurologischer Erkrankungen und beschrieb die klinische Symptomatik in seinem „Lehrbuch der Nervenkrankheiten“ (1923). Er erkannte bereits die genetische Komponente des RLS:

„Eine besondere Art subjektiver Empfindungsstörungen ist die Unruhe in den Beinen; sie kann zu einem quälenden Übel werden, Jahre und Dezennien bestehen und sich vererben resp. familiär auftreten.“

In der Folgezeit galt das RLS weiterhin als neurologische Erkrankung und wurde mit unterschiedlichen Begriffen in der Literatur bezeichnet, z.B. als „leg jitters“ (Allison 1943) oder als „impatience musculaire“ (Bonduelle 1952).

Schließlich beschrieb K. A. Ekbom (1945) das Restless Legs Syndrom mit allen Details der klinischen Symptomatik, Epidemiologie und dem vermuteten Erbgang und gab der Erkrankung den bis heute gültigen Namen „Restless Legs Syndrom“. Ekbom war der erste, der die Erkrankung als eine Entität darstellte. Er zeigte bereits sekundäre Formen des RLS bei Eisenmangelanämie, in der Schwangerschaft (Ekbom 1945) und nach Magenresektionen mit folgendem Vitamin-B12- und Folsäuremangel (Ekbom 1966) auf. Ekbom fand bei seinen Untersuchungen an schlafgestörten Patienten und gesunden Kontrollpersonen eine *Häufigkeit des Restless Legs Syndroms von etwa 3–5% der gesamten Bevölkerung.* Auf diese Schätzungen der Prävalenz stützt sich bis heute die epidemiologische Forschung des RLS. Bonduelle (1952) schätzte den Anteil milder Formen des Restless Legs Syndroms, das er als *„parésthesies agitantes nocturnes des membres inférieures“* bezeichnete, bis zu 10% in der Gesamtbevölkerung.

Ebenfalls in den 50er Jahren wurden erste Untersuchungen über nächtliche Beinbewegungen mit polysomnographischen Ableitungen durchgeführt. Symonds (1953) beschrieb als erster die periodisch auftretenden nächtlichen Beinbewegungen als *„nocturnal myoclonus“* und ordnete sie als ein unabhängiges motorisches Phänomen im Schlaf ein, eine Assoziation zum RLS wurde dabei noch nicht gesehen.

Lugaresi, der sich als einer der ersten mit motorischen Phänomenen im Schlaf und deren neurophysiologischer Charakterisierung beschäftigte, stellte einen Zusammenhang zwischen dem Auftreten des RLS und der polysomnographischen Ableitung nächtlicher Beinbewegungen her, die er damals als „nocturnal myoclonus“ bezeichnete (Lugaresi et al. 1966). Lugaresi und die Arbeitsgruppe an der Universität Bologna untersuchten in den folgenden Jahren Patienten mit RLS im Schlaflabor und fanden ihren vermuteten Zusammenhang bestätigt:

„Wir glauben an einen direkten Zusammenhang zwischen den beiden Syndromen, (dem RLS und dem „nocturnal myoclonus“) da die nächtlichen polygraphischen Erscheinungen einander sehr ähnlich sind und die Anxietas tibiarum in nächtliche Myocloni übergehen kann“ (Coccagna u. Lugaresi 1982). Coccagna konnte in einer ausführlichen Monographie bereits 1966 zeigen, daß große Familien existieren, in denen RLS wahrscheinlich autosomal dominant vererbt wird, und teilweise zu schwerer Schlaflosigkeit bei Betroffenen innerhalb der Familie führt (Coccagna et al. 1966).

Coleman (Coleman et al. 1980) untersuchte und beschrieb den „nocturnal myoclonus“, indem er die Art der einzelnen motorischen Phänomene benannte und diese zusammenfaßte. Er stellte das periodische Auftreten der Beinbewegungen in den Vordergrund und prägte den Begriff *„Periodic Movements in Sleep“* (PMS), definierte Dauer, Periodizität und Frequenz und verwandte „PMS“ an Stelle des Begriffes „nocturnal myoclonus“. Diese Definition (Coleman 1982) hat bis heute mit geringen Änderungen von 1993 (Atlas Task Force of the American Sleep Disorders Association 1993) ihre Gültigkeit und wird in der Diagnostik der nächtlichen Beinbewegungen als „PMS“ oder „PLMS“ („periodic limb movements in sleep“) angewandt.

In den folgenden Jahren haben sich neben der Arbeitsgruppe von Lugaresi in Bologna weltweit Wissenschaftler aus dem neurologischen Bereich der Bewegungsstörungen einerseits, aus dem Bereich der neurologisch-psychiatrischen Schlafforschung andererseits mit dem Restless Legs Syndrom und seinen unterschiedlichen Aspekten befaßt.

Boghen und Peyronnard (1976) berichteten über eine große Familie mit autosomal dominant vererbtem RLS und über die Variabilität der klinischen Symptomatik innerhalb einer Familie.

Walters und Hening in New York und später New Brunswick, New Jersey, beschrieben das Auftreten von Myokloni bzw. Dyskinesien im Wachzustand bei RLS als Folge der sensiblen Phänomene und nannten diese motorischen Aktivitäten *„dyskinesias while awake“* (Hening et al. 1986).

Erst Ende der 70er Jahre wurden die ersten *Therapiemöglichkeiten* des RLS bekannt. Coccagna und Lugaresi behandelten 1978 einzelne RLS Patienten mit Benzodiazepinen. Erste Therapiestudien mit positiven Ergebnissen veröffentlichten 1979 Matthews und kurz darauf Oshtory (1980). Beide Autoren favorisierten eine Therapie mit Clonazepam, das bis heute unter den Benzodiazepinen als das am besten wirksame gilt und von zahlreichen weiteren Autoren favorisiert wurde (Coccagna und Lugaresi 1978; Boghen et al. 1986; Peled u. Lavie 1987).

Trzepacz und Mitarbeiter (1984) zeigten erstmals, daß Patienten mit Schlafstörungen bei RLS positiv auf eine Therapie mit Opiaten reagieren. Diese Beobachtung konnte von Walters und Hening mit Codeinpräparaten und Aufhebung der Wirkung durch Naloxon bestätigt werden (Hening et al. 1986; Walters et al. 1986; Walters u. Hening 1987). Neben dem therapeutischen Ansprechen auf Opiate konnte innerhalb von Familien mit RLS gezeigt werden, daß eine unterschiedliche Ausprägung der klinischen Symptome innerhalb der Familien besteht, in denen gehäuft und wahrscheinlich autosomal dominant vererbt RLS auftritt (Walters et al. 1990).

Innerhalb dieser Familien wurde erstmals beschrieben, daß RLS Symptome bereits im Kindesalter auftreten können und Ähnlichkeit mit der Symptomatik „hyperaktiver Kinder“ zeigen. Möglicherweise deutet das gehäufte Auftreten von „Attention Deficit Disorders“ und *familiärem RLS* in den untersuchten Familien auf einen Zusammenhang der beiden Störungen hin (Walters et al. 1994; Picchietti et al. 1995).

Walters und Mitarbeiter begannen, die beschriebenen RLS-Familien aus Bologna (Coccagna et al. 1966) und den USA zu sammeln und veranlaßten weltweit Forschergruppen, eine molekulargenetische Analyse von familiärem RLS zu gründen, um einen Genlocus bzw. das RLS-Gen, falls es sich um eine monogene Erkrankung handelt, zu finden. Erste molekulargenetische Untersuchungen führten Johnson und Mitarbeiter in New Brunswick durch (Johnson et al. 1992), eine molekulargenetische Zuordnung des RLS zu einem Gen-oder Genlocus konnte bisher noch nicht gefunden werden. Weitere molekulargenetische Untersuchungen an großen RLS-Familien werden derzeit in München, New Brunswick, Baltimore und Montreal durchgeführt.

Die Gruppe von Montplaisir und Mitarbeiter in Montreal beschäftigt sich seit den 80er Jahren mit dem RLS, insbesondere mit dem Zusammenhang elektrophysiologischer Parameter und pathophysiologischer Aspekte des RLS (Montplaisir et al. 1985; Montplaisir u. Godbout 1989; Pelletier et al. 1992).

Erste Berichte zur therapeutischen Wirksamkeit *dopaminerger Substanzen* bei RLS stammen von Akpinar (1982), von Scheele (1986), Montplaisir et al. (1986) und Akpinar (1987). Die Arbeitsgruppe von Montplaisir konnte als erste an einer kontrollierten Studie die Wirksamkeit von L-DOPA auf die Verbesserung des Schlafs und Reduktion der Beinbewegungen bei RLS (Akpinar 1987) bestätigen (Brodeur et al. 1988).

Die Arbeitsgruppe um von Scheele und Kempi in Skandinavien berichtete erstmals über die Wirksamkeit und Verträglichkeit einer *Langzeittherapie von L-DOPA* (von Scheele u. Kempi 1990) bei 20 Patienten, die später auch von Becker et al. (1993) bei 49 RLS-Patienten bestätigt wurde. Eine kurze Mitteilung erster positiver Therapieergebnisse bei 10 urämischen RLS-Patienten mit L-DOPA stammen von Sandyk et al. (1987a).

Guilleminault untersuchte an der Stanford University, Kalifornien, pathophysiologische Aspekte des „nocturnal myoclonus“ bei Insomniepatienten (Guilleminault et al. 1975) und später die Wirksamkeit unterschiedlicher Substanzen, die in den noradrenergen/serotonergen oder GABAergen Stoffwechsel eingreifen, wie z.B. *L-Tryptophan* (Guilleminault et al. 1987) oder *Baclofen* (Guilleminault u. Flagg 1984) bei RLS. Guilleminault untersuchte weiterhin Nebenwirkungen bzw. *Rebound-Effekte* der Therapie mit L-DOPA bei RLS (Guilleminault et al. 1993).

Kontrollierte Therapiestudien mit größeren Patientenzahlen wurden erst in den letzten Jahren veröffentlicht, z.B. die Wirksamkeit von L-DOPA/Benserazid bei idiopathischen und urämischen RLS-Patienten (Trenkwalder et al. 1995) und die Vorteile einer Kombination von L-DOPA Standard und Depot-Präparaten (Madopar Depot) (Trenkwalder et al. 1997b). Hinweise für die Wirksamkeit von Dopaminagonisten wie Bromocriptin wurden 1988 von Walters et al. veröffentlicht, kontrollierte Studien zur Wirksamkeit von Pergolid werden derzeit durchgeführt. Offene Studien liegen bereits vor (Silver et al. 1995; Winkelmann et al. 1997).

Zur Pathophysiologie wurden bildgebende Untersuchungen mit Bestimmung der Dopaminrezeptoren von Staedt et al. (1993) durchgeführt, PET-Studien zeigten einen unauffälligen cerebralen Glucosemetabolismus und striatale Dopaminaufnahme (Walters et al. 1995b). Bildgebende Untersuchungen mittels funktioneller MRT wurden erstmals von Bucher et al. (1997b) in München durchgeführt und ergaben neben den neurophysiologischen Untersuchungen (Trenkwalder et al. 1993, 1996a) keine Hinweise für eine kortikale Generierung der Symptome, sondern für eine Hirnstammbeteiligung beim RLS.

Kapitel 2

Klinische Symptomatik des Restless Legs Syndroms: Definitionskriterien 1–9 2

Wie bereits aus dem historischen Abriß ersichtlich wird, wurden in der Vergangenheit unterschiedliche Symptome und Syndrome unter dem Restless Legs Syndrom subsumiert. Insbesondere die Abgrenzung zur Polyneuropathie und zu Schmerzsyndromen der Beine unterschiedlicher Ätiologie bereitete zunehmend Probleme in der Diagnostik.

Übersicht 2.1: Diagnosekriterien des Restless Legs Syndroms (Kriterien der International Restless Legs Syndrome Study Group, nach Walters et al. 1995a).
Zur Diagnose des „RLS" sind die vier Minimalkriterien obligat.

Minimalkriterien 1–4

1. **Bewegungsdrang der Extremitäten, üblicherweise assoziiert mit sensiblen Symptomen**
   Parästhesien oder Dysästhesien sind Sensationen, die spontan im Wachzustand auftreten, und werden oft beschrieben als ziehend, reißend, prickelnd, brennend, schmerzhaft, krampfartig, wie ein Messerstich oder juckend. Sie werden üblicherweise als „in der Tiefe lokalisiert" beschrieben, d.h. daß die Extremitäten mehr in der Tiefe als oberflächlich an der Haut betroffen sind. Üblicherweise sind nur die Beine oder mehr die Beine als die Arme betroffen. Die Sensationen treten überwiegend in den Waden, aber auch an den Oberschenkeln oder Füßen auf. Sie können ein- oder beidseitig sein und ihre Verteilung kann innerhalb von 24 h mehrfach fluktuieren. Einige Patienten berichten über unbeschreibliche, unangenehme Mißempfindungen in den Extremitäten, die zu einem Bewegungsdrang der Extremitäten führen, ohne daß Parästhesien oder Dysästhesien vorliegen.
2. **Motorische Unruhe**
   Die Patienten bewegen sich im Wachzustand, um ihre Parästhesien, Dysästhesien oder Mißempfindungen zu erleichtern. Die Bewegungen sind unwillkürlich in dem Sinne, daß sich die Patienten gezwungen fühlen, sich zu bewegen, willkürlich jedoch in dem Sinn, daß die Patienten entscheiden, welche Bewegungen sie ausführen. Bewegungsstrategien beinhalten das Umhergehen, im Bett sich drehen und stoßen, die Beine ausstrecken und anziehen, mit den Beinen im Sitzen zappeln, tiefe Kniebeugen, gelegentliches Schaukeln des ganzen Körpers und Auf-der-Stelle-treten. Alternativ ziehen es manche Patienten vor, Beine und Füße zu massieren oder heiße oder kalte Bäder als einen „Gegenstimulus" zu den Mißempfindungen der Beine anzuwenden.
3. **Die Symptome verschlechtern sich oder treten nur in Ruhe auf (z.B. im Liegen, Sitzen etc.); sie können zumindest teilweise und vorübergehend durch Aktivität reduziert werden**
4. **Die Symptome verschlechtern sich am Abend oder in der Nacht**

Zusätzliche klinische Zeichen 5–9

5. **Schlafstörungen und ihre Konsequenzen**
   Einschlafstörungen, Durchschlafstörungen, Tagesmüdigkeit oder Erschöpfung und weniger häufig: schwere Tagesmüdigkeit.

6. Unwillkürliche Bewegungen

a. Periodische Beinbewegungen im Schlaf (Periodic Limb or Leg Movements, PLM, Periodic Movements in Sleep, PMS, „nocturnal myoclonus")
Diese betreffen gewöhnlich nur die Beine oder die Beine mehr als die Arme. Sie sind charakterisiert durch eine repetitive, stereotype Dorsalflexion des großen Zehen mit Spreizen der kleinen Zehen und sind begleitet von einer Beugung im Sprunggelenk, im Knie und der Hüfte und wiederholen sich üblicherweise in Intervallen von 20—40 s mit einer Dauer der Kontraktion von 0,5—5 s. Sie treten meist in den Schlafstadien I und II auf. Mindestens 4 aufeinanderfolgende Bewegungen in Serie müssen auftreten, damit die polysomnographischen Kriterien für PLMS erfüllt sind. Die Bewegungen sind nicht nur rein myoklonisch, was die Kontraktionsgeschwindigkeit betrifft. Sie können uni- oder bilateral sein. Das Verteilungsmuster der motorischen Aktivität kann sich innerhalb einer Nacht ändern. Die Bewegungen ähneln einer dreifachen Flexion oder dem Babinski-Zeichen.

b. Unwillkürliche Beinbewegungen im Wachzustand und in Ruhe (Synonyme: Periodic Movements While Awake, PLM, Dyskinesias While Awake)
Diese betreffen meist nur die Beine oder die Beine mehr als die Arme. Sie ähneln den PLMS, z.B. als stereotype, repetitive Beugungen in den Sprung-, Knie- und Hüftgelenken. Sie können periodisch oder aperiodisch auftreten, können myoklonisch (schnell) oder häufiger noch verzögert auftreten, können ein- oder beidseitig sein und können von einer Seite auf die andere wechseln. Die Bewegungen verschwinden bei Willkürbewegungen, und deshalb nutzen die Patienten Willkürbewegungen als Strategie, um ihre unwillkürlichen Bewegungen zu unterdrücken. Unwillkürliche Bewegungen werden von den Patienten häufig nicht bemerkt, wenn der Patient nicht aufgefordert wird, sich nicht willkürlich zu bewegen, oder freiwillig fixiert wird (suggested or forced immobilization test).

7. Neurologische Untersuchung
Die neurologische Untersuchung beim idiopathischen RLS ist unauffällig, das EMG und die Nervenleitgeschwindigkeiten sind normal. Bei sekundären Formen mit klinischen und laborchemischen Merkmalen einer zugrunde liegenden anderen Erkrankung können eine Polyneuropathie, Radikulopathie etc. auftreten.

8. Klinischer Verlauf
RLS-Symptome können in jedem Lebensalter beginnen. Sie können, müssen aber nicht täglich auftreten. Patienten, die schwer betroffen sind, sind meist im mittleren oder fortgeschrittenen Lebensalter, und das RLS kann kontinuierlich oder progredient verlaufen. Lange Remissionen können auftreten, obwohl das RLS üblicherweise eine chronische Erkrankung darstellt. Es kann durch eine Schwangerschaft oder Koffein exacerbieren oder ausschließlich unter diesen Bedingungen auftreten.

9. Familienanamnese
Die Familienanamnese ist häufig positiv und spricht für einen autosomal dominanten Erbgang.

Um die *Diagnose Restless Legs Syndrom zu vereinheitlichen* und übereinstimmende Aussagen und Patientengruppen erfassen zu können, versuchten Gibb and Lees (1986) erstmals, *Definitionskriterien* zu erstellen. Diese wurden jedoch nicht weltweit angewandt. Als Ergebnis einer seit mehreren Jahren organisierten internationalen RLS Study Group, bestehend aus 28 Wissenschaftlern aus 7 Nationen, wurden gemeinsame Definitionskriterien für primäre und sekundäre RLS-Formen erstellt (Walters et al. 1995a). Diese sollen zukünftig zur Diagnostik des RLS insbesondere in der Beschreibung typischer Phänomene, epidemiologischer Fragestellungen und zu Therapiestudien herangezogen werden. Die Definitionskriterien, die 1995 in der Zeitschrift *Movement Disorders* erstmals veröffentlicht wurden, sind in modifizierter Form in Übersicht 2.1 wiedergegeben.

Die Aufgliederung erfolgte in zwei Abschnitte, erstens die *„Minimalkriterien“*, die aus den vier wichtigsten klinischen Symptomen bestehen und die *obligat zur Diagnosestellung „Restless Legs Syndrom“ erforderlich* sind und zweitens die *„Zusatzkriterien“, die optional auftreten* können. Einige Zusatzkriterien, wie z.B. „Schlafstörungen“, zeigten mittlerweile in Untersuchungen an großen Patientenpopulationen eine Häufigkeit über 90%, andere, wie z.B. der klinische Verlauf von RLS, wiesen eine größere Variationsbreite auf. Möglicherweise wird sich erst nach mehreren Jahren der Anwendung der Klassifikationskriterien zeigen, ob sich die Einteilung in „Minimalkriterien“ und „Zusatzkriterien“ bewährt, oder ob diese Aufteilung einer Modifikation bedarf.

Übereinstimmend kam die RLS Study Group jedoch zu dem Ergebnis, daß sich primäre, idiopathische und sekundäre, symptomatische Restless Legs Syndrome in ihrer klinischen Symptomatik nicht oder nur unwesentlich unterscheiden und deshalb in der Symptomatologie gemeinsam abgehandelt werden. Dies konnte inzwischen auch von mehreren Arbeitsgruppen bestätigt werden (Trenkwalder et al. 1996c; Ondo u. Jankovic 1996).

Im folgenden werden die einzelnen klinischen Symptome und Beschwerden gemäß der Reihenfolge in den Definitionskriterien erläutert.

2.1 Sensible Symptome assoziiert mit Bewegungsdrang

Patienten mit RLS klagen über in Ruhe- oder Entspannungssituationen auftretende *unangenehme Sensationen der Beine*, die mit unterschiedlichem Charakter und Qualität auftreten. Die variierenden Beschreibungen können lauten: Mißempfindungen, ziehende, bohrende oder dumpfe Schmerzen, Kribbeln oder Parästhesien, Stechen, Jucken oder Brennen. Intraindividuell sind die Beschwerden meist konstant und mit kaum einer anderen Symptomatik für den Patienten vergleichbar. Sie werden als „tief in den Knochen“ oder „in den Muskeln“ lokalisiert beschrieben, selten als oberflächliche Störung der Empfindung (Ekbom 1970). Die Beschwerden werden meist von den Sprunggelenken ausgehend und nach proximal ziehend beschrieben, manchmal nur um das Kniegelenk lokalisiert, manchmal nur im Wadenbereich. Sie können aber auch an der Fußsohle beginnen und bis in die Leistengegend ziehen. Es können gleichzeitig oder hintereinander unterschiedliche *Empfindungsqualitäten* bemerkt werden, z.B. entwickelt sich beginnend mit einem unangenehmen Ziehen ein Brennen oder eine Art Schmerz in einer oder beiden Extremitäten.

Häufig werden Störungen des *Temperaturempfindens* beklagt, ein Wärme- oder Kältegefühl begleitet die RLS-Symptomatik. Typischerweise verschlechtert entweder eine Erhöhung der Umgebungstemperatur oder in seltenen Fällen auch eine Verminderung das Ausmaß des RLS. Die meisten Patienten berichten, daß Hitze zu einer deutlichen Zunahme ihrer Beschwerden führt. Dies veranlaßt die Patienten meist, entweder kalte oder warme Duschen oder Bäder anzuwenden, um sich Erleichterung zu verschaffen.

Die *Lokalisation* der sensiblen Symptome kann einseitig, beidseitig oder alternierend rechts oder links auftreten. Meist zeigt sich intraindividuell ein konstantes Muster (Trenkwalder et al. 1996a), das über Jahre bestehen bleibt. Manche Patienten berichten auch, daß zunächst nur eine Extremität, dann beide betroffen waren, bei fortgeschrittenem und schwerem RLS können auch die oberen Extremitäten, meist die Unterarme, und in seltenen Fällen der ganze Körper betroffen sein, jedoch immer ohne faciale Symptomatik (Walters et al. 1991). Ein überwiegend oder sogar streng einseitiges RLS ist keine Seltenheit, sollte jedoch auch an zusätzliche Auslösefaktoren, wie z.B. spinale oder radikuläre Läsionen, denken lassen.

Meist haben die Patienten Schwierigkeiten, die Symptome exakt zu beschreiben. Allen gemeinsam ist jedoch der extrem unangenehme Charakter der Symptomatik und die typische Auslösesituation der Ruhe oder Entspannung:

> *„The most characteristic feature is not, however, the quality and localization of the sensations, but the way in which they appear. Hence, they occur only when the limbs are at rest, and are relieved by movement." (Ekbom 1970)*

Als entscheidendes Kriterium für RLS gilt hierbei die Assoziation der sensiblen Symptomatik mit dem *Bewegungsdrang*. Parallel zum Auftreten jeglicher sensibler Symptome bemerken die Patienten einen Bewegungsdrang der Beine, der als äußerst unangenehm berichtet wird. Während das alleinige Auftreten sensibler Störungen auch mit anderen Erkrankungen, wie z.B. einer Polyneuropathie einhergehen kann, ist die Kombination von sensibler Symptomatik und Bewegungsdrang ein Hauptkriterium zur Diagnostik des RLS.

Die Beschwerden beginnen meist mit einer Latenz von wenigen Minuten bis zu einer Stunde in einer *Ruhephase* tagsüber, vor dem Zubettgehen oder in der Nacht (Pelletier et al. 1992). Neuere Arbeiten konnten zeigen, daß die Zunahme der subjektiven Beschwerden tagsüber nach den ersten 30 min einer Entspannungsphase sich nur noch unwesentlich ändert (Hening et al. 1997).

2.2
Motorische Unruhe

Um die oben beschriebenen sensiblen Symptome und Ruhesituationen zu vermeiden, bewegen sich RLS-Patienten manchmal kontinuierlich, je nach Schweregrad der Erkrankung. Bei ausgeprägtem RLS sind die Patienten fast ständig in Bewegung, vermeiden längeres Sitzen und alle Situationen, die zu länger dauernder Ruhe oder Entspannung führen. Dies bedingt die „motorische Unruhe“, die einerseits aus willkürlichen Bewegungen besteht, um Ruhesituationen zu vermeiden, andererseits *Bewegungsstrategien* beeinhaltet, um bereits aufgetretene Restless Legs Symptome wieder sistieren zu lassen.

Diese sind individuell unterschiedlich und bestehen aus häufigem Umdrehen im Bett, gymnastischen Übungen, wippenden oder rhythmischen Körperbewegungen, vor allem Umhergehen, Joggen oder der Anwendung sensibler Reize wie Kalt-Warm-Duschen, Bürsten oder Reiben.

Walters und die RLS Study Group (Walters et al. 1995a) beschreiben die motorische Unruhe der Patienten als ein Symptom, das als „unwillkürlich“ gilt in der Bedeutung, daß die Patienten sich gezwungen fühlen, sich zu bewegen, jedoch „willkürlich“ in der Bedeutung, daß die Patienten die Art der Bewegung, die ihnen Erleichterung verschafft, selbst auswählen (Walters et al. 1995a). Die teilweise willkürliche, teilweise unwillkürliche Art der Bewegung ist vergleichbar der motorischen Unruhe bei Akathisie (Braude et al. 1983). Die meisten Patienten entwickeln dabei ein stereotypes Bewegungsmuster, das intraindividuell konstant bleibt. Für eine Abgrenzung zur Akathisie siehe Kapitel 3.7.

2.3 Einfluß von Entspannung und Aktivität auf die Ausprägung des RLS

Definitionsgemäß dürfen RLS-Beschwerden nur in Ruhe- und Entspannungssituationen oder aus dem Schlaf heraus auftreten. Typische Situationen, in denen ein Auftreten oder eine Zunahme von RLS geschildert wird, sind Autofahrten, meist als Beifahrer, lange Bus- und Flugreisen, Kino- und Theaterbesuche, längere Konferenzen, Immobilisation von Extremitäten durch einen Gipsverband (Danek u. Pollmächer 1990) oder krankheitsbedingte Bettruhe. Viele Patienten berichten über ein erstmaliges Auftreten von RLS-Beschwerden abends vor dem Fernseher oder bei abendlichen Gesellschaftsessen. Neben der körperlichen Ruhesituation scheint auch die geistige Entspannung eine wichtige Rolle in der Manifestation der Symptomatik zu spielen. Bei angespannter geistiger Tätigkeit treten trotz langem Sitzen oder körperlicher Ruhe nur selten Symptome auf. Bei manchen Patienten zeigt sich eine eindeutige Positionsabhängigkeit der RLS-Beschwerden. So können RLS-Symptome bei angezogenen Beinen oft sistieren, während sie bei entspanntem Liegen mit ausgestreckten Beinen erneut auftreten. Jeder Lagewechsel der Beine kann eine Änderung der Symptomatik zur Folge haben.

Neben dem ausschließlichen Auftreten der Symptomatik in Ruhe beinhaltet dieses dritte Kriterium auch die *„zumindest teilweise und vorübergehende Reduktion der Symptome durch Aktivität“*. Diese Aussage enthält ein entscheidendes diagnostisches Merkmal, das zur Abgrenzung anderer Erkrankungen eine wichtige Rolle spielt. Aktivität, hier v.a. in Form von körperlicher Aktivität, sollte RLS-Symptome in wenigen Minuten deutlich reduzieren oder gar aufheben. Als Coping-Strategien sind neben dem Umhergehen, dem Ausführen gymnastischer Übungen und z.B. dem Ein-Bein-Stehen, was körperlicher und konzentrativer Anstrengung bedarf, auch das Auslösen sensibler Reize unterschiedlicher Qualität bekannt, z.B. Kalt- oder Warmduschen, Reiben, Bürsten. Die meisten Patienten berichten über eine deutliche Reduktion oder gar vollständige Remission der Symptome nach einigen Minuten aufstehen und umhergehen, jedoch auch eine erneute Zunahme, wenn sie sich wieder in eine Ruhesituation begeben.

2.4 Zunahme der RLS-Symptomatik am Abend und in der Nacht

Eine *zirkadiane Rhythmik* wird obligat als viertes Kriterium zur klinischen Diagnose RLS gefordert. Die meisten Patienten berichten bereits spontan, daß sie besonders am Abend erstmals ein unangenehmes Gefühl in den Beinen bemerkt hätten, das sie zum Umhergehen veranlaßt habe. Während Ruhephasen am Morgen meist symptomfrei verlaufen, beginnen am späten Nachmittag meist erste RLS-Symptome. Die Zunahme der Symptomatik am Abend kann den subjektiv wahrgenommenen Schlafstörungen manchmal um Jahre vorangehen. Je nach Schweregrad des RLS können Symptome dann auch am frühen Nachmittag, mittags oder bereits morgens auftreten. Bei extrem betroffenen Patienten scheint die 24-h-Rhythmik fast aufgehoben. (Für weitere Details über zirkadiane Rhythmik siehe Kapitel 7).

2.5 Schlafstörungen

Die meisten der therapiebedürftigen RLS-Patienten klagen über *Schlafstörungen* (Ekbom 1970; Walters et al. 1991). Diese sind oft der Grund dafür, daß die Patienten erstmals einen Arzt aufsuchen und eine Therapie benötigen. Epidemiologische Untersuchungen über die Häufigkeit von Ein- und Durchschlafstörungen bei RLS liegen bisher nicht vor. Es finden sich unter den Familienangehörigen von RLS-Patienten Betroffene, die keineswegs über Schlafstörungen, sondern nur über tagsüber in Ruhe auftretende Störungen klagen (Walters et al. 1996a). Schlafstörungen bei RLS können sich als *Einschlafstörungen* mit bis zu Stunden andauernder Schlaflatenz manifestieren. Dabei treten die Symptome oft bereits nach wenigen Minuten oder maximal einer halben Stunde nach dem Zubettgehen auf. Wenn neben den sensiblen Störungen auch motorische Symptome mit periodischen Beinbewegungen im Wachen auftreten, die gerade am Übergang vom Wachen zum Schlaf häufig beobachtet werden (Pollmächer u. Schulz 1993), ist dies für die Patienten besonders quälend. Einige Patienten können ohne medikamentöse Therapie nächtelang keinen Schlaf finden (Ekbom 1960) und wandern umher – als sog. „Night walkers", wie sich die amerikanische RLS-Patientengruppe nennt.

Durchschlafstörungen werden in Kombination mit Einschlafstörungen beobachtet, können jedoch ebenso häufig auch isoliert ohne Einschlafstörungen auftreten. Die Patienten klagen dann darüber, daß sie meist nach einer individuell konstanten Zeit, z.B. nach jeweils einer Stunde Schlaf, erwachen und RLS-Symptome verspüren. Es wird beobachtet, daß sowohl 10 und mehr Aufwachphasen pro Nacht mit geringer Dauer auftreten können, aber auch wenige langdauernde

Wachphasen, so daß die Schlafeffizienz häufig unter 50% liegt. Während der nächtlichen Wachphasen erfolgt neben den typischen Kompensationsmechanismen wie Bewegung, physikalischen Maßnahmen und Gymnastik auch die nächtliche Nahrungszufuhr (Schenck u. Mahowald 1994), die Erleichterung verschaffen soll. Ebenso stellt die Umgebungstemperatur oft eine für die Patienten entscheidende Regulationsgröße dar. Manche Patienten benötigen eine kühle Umgebung, andere eine ausreichend warme, um überhaupt einschlafen zu können.

Während zu Beginn die Schlafstörungen nur intermittierend auftreten und lange Phasen ohne subjektive Schlafdefizite beschrieben werden, nimmt das Ausmaß und die *Häufigkeit* der auftretenden Schlafstörung meist im höheren Lebensalter zu. Konzentrationsstörungen, Unzufriedenheit und verminderte Lebensqualität aufgrund von Schlafstörungen werden häufig von Patienten mit RLS beklagt. *Tagesmüdigkeit* als Folge der Schlafstörungen wird ebenfalls berichtet, steht meist jedoch nicht im Vordergrund der Beschwerden, im Gegensatz zu Patienten mit Schlaf-Apnoe-Syndrom.

2.6 Motorische Symptome – unwillkürliche Bewegungen im Schlaf und im Wachzustand

Motorische Symptome, die unwillkürlichen Charakter haben, werden in *periodisch* und *aperiodisch* auftretende Symptome unterteilt. In den Definitionskriterien wird weiterhin unterschieden zwischen *im Schlaf* und *im Wachen* auftretender motorischer Aktivität bei RLS.

a. Periodische Beinbewegungen im Schlaf.
Die ausführliche neurophysiologische Darstellung und Definition der *„periodic limb movements in sleep“ (PLMS)* erfolgt in Kapitel 6.1.

Die Bettpartner der RLS-Patienten berichten oft, daß diese im Schlaf kurze, ruckartige Beinbewegungen ausführen, die wie Stöße wahrgenommen werden und meist den PLMS entsprechen. Der anamnestische Bericht über heftige nächtliche Beinbewegungen gilt im Zusammenhang mit der klinischen Symptomatik eines RLS diagnostisch bereits als wegweisend für PLMS und kann fast immer schlafpolygraphisch bestätigt werden.

b. Unwillkürliche Beinbewegungen im Wachzustand
RLS-Patienten, die wegen ihrer Symptome ärztliche Beratung aufsuchen, berichten in ca. 50% der Fälle über unwillkürliche, motorische Symptome im Wachen (Hening et al. 1986). Die Häufigkeit dieses Symptoms wird jedoch bei weitem unterschätzt. Unter kontinuierlicher Beobachtung im Ruhezustand treten bei fast allen RLS-Patienten unwillkürliche motorische Phänomene auf, wenn die Patienten gebeten werden, sich nicht willkürlich zu bewegen (Trenkwalder et al. 1997a). Nach den Aussagen der Patienten ist zu vermuten, daß das Auftreten der periodischen Beinbewegungen im Wachen eine nicht nur nächtliche, sondern eine bereits abendliche Zunahme erfährt.

Die Beinbewegungen im Wachzustand zeigen sich als teilweise periodisch auftretende, wenige Millisekunden andauernde *Myoklonien* einer oder mehrerer

Muskelgruppen der Beine oder als repetitive, motorische Aktivitäten, ähnlich *Dyskinesien* mit bis zu 6–8 s Dauer (Boghen und Peyronnard 1976; Montplaisir 1985; Trenkwalder et al. 1996a). Für diese motorische Aktivität im Wachen wurde bisher keine einheitliche Bezeichung gefunden, so daß Begriffe wie „dyskinesias while awake" (Hening et al. 1986), „familial myoclonus" (Boghen u. Peyronnard 1976) und „daytime myoclonus" (Trenkwalder et al. 1993) verwendet werden. Sie können periodisch oder aperiodisch auftreten.

Die *periodisch* auftretenden Phänomene werden auch als *„periodic limb movements during wakefulness"* bezeichnet (American Sleep Disorders Association 1990). Diese werden als das Korrelat der motorischen Phänomene der *„periodic limb movements in sleep"* (PMS oder PLMS) betrachtet (Pollmächer u. Schulz 1993).

Die Patienten versuchen, das Auftreten der motorischen Symptome möglichst zu vermeiden, da diese meist ebenfalls unangenehm bis schmerzhaft sind. Sie können durch Umhergehen sistieren. Die Patienten berichten dabei, daß sie diese Beinbewegungen willkürlich nicht kontrollieren können. Ob es sich hierbei um unwillkürliche Beinbewegungen subkortikalen oder spinalen Ursprungs handelt, wird in Kapitel 6.4 näher erläutert.

2.7 Neurologische Untersuchung

Die *neurologische Untersuchung* ist beim idiopathischen RLS *unauffällig*. Es sind keine dem RLS assoziierten neurologischen Defizite beschrieben. Bei einigen Patienten wurde ein intermittierend auftretendes Babinski-Zeichen von Coccagna und Lugaresi (1981) und Smith (1985, 1992) beobachtet. Das Auftreten neurologischer Störungen schließt jedoch ein RLS keineswegs aus. *Sekundäre Restless Legs Syndrome* werden häufig nach *spinalen Läsionen,* sowohl posttraumatisch als auch postentzündlich beobachtet. Bei niereninsuffizienten Patienten wird fast immer eine *urämische Polyneuropathie* beobachtet, deren Ausmaß mit dem RLS bei Urämie nicht in Zusammenhang steht (Ondo u. Jankovic 1996; Winkelman et al. 1996; Collado Seidel et al. 1997). Eine latente bis subklinische Polyneuropathie wurde auch in einzelnen Fällen von idiopathischen RLS-Patienten beschrieben (Iannaccone et al. 1995), wobei bisher unklar ist, inwieweit ein pathogenetischer Zusammenhang zwischen dem Auftreten der Polyneuropathie und einem RLS besteht.

2.8 Klinischer Verlauf

Die RLS-Symptomatik kann in *jedem Lebensalter* auftreten. In Familien von RLS-Betroffenen können bereits *Kinder* an einem RLS leiden, das sich in Form von motorischer Unruhe und Schlafstörungen manifestieren kann. In einer Untersuchung bei hyperaktiven, unruhigen Kindern mit der Diagnose „attention deficit hyperactivity disorder" wurde bei genauer Anamnese und polysomnographischer Untersuchung ein Restless Legs Syndrom nachgewiesen, das meist familiär war (Walters et al. 1994). Bereits Ekbom wies darauf hin, daß bei den sog. „growing pains" der Kinder differentialdiagnostisch an ein RLS mit Beginn in der Kindheit gedacht werden muß (Ekbom 1945). Obwohl Kinder dabei mehr über Schmerzen als über eine Unruhe klagen, werden doch Ähnlichkeiten bzw. identische Symptome wie beim RLS beschrieben (Walters et al. 1994).

Bei der Mehrzahl der Patienten mit familiärem RLS treten die Beschwerden jedoch erstmals im *2. bis 3. Dezennium* auf (Walters et al. 1996a), ohne den Patienten zu dieser Zeit erheblich zu beeinträchtigen. Der Verlauf ist charakterisiert durch eine intermittierende Symptomatik mit beschwerdefreien Intervallen von Tagen bis Wochen oder Monaten. Im *4. bis 5. Dezennium,* bei manchen Patienten noch später, werden die Schlafstörungen fast immer therapiebedürftig (Coccagna u. Lugaresi 1982).

Der Verlauf eines RLS kann sowohl *intermittierend* als auch *primär progredient* sein. Insgesamt kann man von einer chronischen Erkrankung sprechen, die mit einer Zunahme der spezifischen Symptome im Alter einhergeht.

Remissionen werden von den Patienten immer wieder berichtet; die Dauer kann Wochen bis zu Monaten betragen. Ein völliges Sistieren der Symptome beim idiopathischen RLS wurde in der Literatur bisher nicht berichtet. Bei sekundären Formen ist nach Restitution des auslösenden Zustandes, z.B. der Niereninsuffizienz oder nach Beendigung der Schwangerschaft, eine dauerhafte Remission durchaus möglich und beschrieben.

2.9 Positive Familienanamnese

Bei einem Großteil der idiopathischen Restless Legs Syndrome werden spontan oder auf Nachfragen Familienmitglieder erinnert, die ebenfalls an RLS leiden. Dabei handelt es sich meist um Verwandte ersten Grades. Die *Häufigkeit einer positiven Familienanamnese* bei idiopathischen RLS-Patienten liegt zumindest bei 60%, bei genaueren Familienuntersuchungen wahrscheinlich höher. Der Erbgang erfolgt nach bisherigem Wissen autosomal dominant, d.h. die Erkrankung wird von einem Elternteil auf 50% der Kinder übertragen und verläuft mit einer großen Variabilität in der klinischen Ausprägungsform bei den betroffenen Familienmitgliedern. (Einzelheiten siehe Kapitel 4.)

2.10 Unterschied der klinischen Parameter von idiopathischem und urämischem RLS

Um die klinische Symptomatik von RLS-Patienten systematisch erfassen zu können, wurde eine Datenbank erstellt, die ambulante und stationäre Patienten mit einem RLS aus mehreren Jahren erfaßt.

Dabei wurden die folgenden Symptome und Daten erfaßt:

Demographische Daten, klinische Symptomatik (sensibel, Bewegungsdrang, Verlauf, motorische Symptome, Einfluß von Temperatur, Alkohol, physikalische Therapie), *Schlafstörungen, Schweregrad des RLS, Daten bei urämischen Patienten, neurologischer Untersuchungsbefund, internistischer Befund, Therapien für Begleiterkrankungen, technische Untersuchungen* (EMG, NLG, Polyneuropathie, Laborbefunde), *neurophysiologische Zusatzuntersuchungen, Schlafpolygraphie, Aktigraphie.*

2.10.1 Datenerhebung und Patientenpopulation

Alle Patienten mit dem dringenden klinischen Verdacht auf ein RLS, die konsekutiv in der Neurologischen Klinik, Klinikum Großhadern oder im Max-Planck-Institut für Psychiatrie, München, gesehen und behandelt wurden, wurden in die Datenbank aufgenommen. Es wurden Patienten mit der idiopathischen Form und urämische RLS-Formen eingeschlossen. Falls sich im Laufe der weiteren Untersuchungen zeigte, daß eine andere Diagnose als ein RLS vorlag, wurden die Daten dieser Patienten wieder gelöscht. Ergebnisse technischer Untersuchungen wie EMG/NLG oder Laborbefunde wurden entsprechend später nachgetragen. Das Vorliegen einer positiven oder negativen Familienanamnese wurde nach Befragung des Patienten, der sich meist bei seinen Angehörigen nochmals rückversicherte, eingetragen. Die Auswertung der Datenerhebung erfolgte, nachdem 134 Patienten dokumentiert worden waren. Neben der Häufigkeit der Einzelsymptome und Befunde interessierte insbesondere, ob ein signifikanter Unterschied zwischen urämischen und idiopathischen RLS-Patienten bestand, weswegen eine jeweils getrennte Auswertung erfolgte.

2.10.2. Häufigkeit der einzelnen klinischen Symptome im Vergleich

Von 134 konsekutiv dokumentierten Patienten fanden sich 74 Patienten (37 Frauen, 37 Männer) mit idiopathischem RLS, 60 (22 Frauen, 38 Männer) mit urämisch bedingtem RLS. Die Dauer der RLS-Symptomatik war durchschnittlich 20 Jahre und variierte von 3 bis 56 Jahren (s. Tabelle 2.1).

Bei den *sensiblen Symptomen* waren idiopathische-RLS Patienten mit insgesamt 91% häufiger betroffen, im Vergleich zu 82% der urämischen. Die Beschwerden gliederten sich in Mißempfindungen, Schmerzen, Parästhesien und ziehende, reißende Beschwerden. Der *Bewegungsdrang* als eines der Hauptkriterien für RLS war zum Zeitpunkt der Untersuchung in beiden Gruppen bei nahezu allen Patienten gleich häufig (97% versus 93%).

Deutliche Unterschiede der Patientengruppen zeigten sich bei den *motorischen Symptomen,* den unwillkürlichen Beinbewegungen im Wachzustand. Während nur 50% der idiopathischen RLS-Patienten unwillkürliche Bewegungen bemerkten, berichteten 79% der urämischen Patienten von Beinbewegungen, überwiegend Myoklonien, die in Ruhe auftraten und nicht willkürlich steuerbar waren.

Diese Beobachtung erstreckt sich jedoch auch auf die Häufigkeit *nächtlicher periodischer Beinbewegungen* bei urämischen Patienten. Obwohl die Schlafeffizi-

Tabelle 2.1. Symptomatik, Verlauf und Familienanamnese von idiopathischen versus urämischen RLS-Patienten. Anamnestisch erfüllten alle Patienten die 4 Minimalkriterien nach Walters et al. 1995a

	Idiopath. RLS n = 74	Uräm. RLS n = 60	Gesamtpopul. n = 134
Sensible Symptome in Ruhe*	91%	81%	87%
Mißempfindungen	50%	50%	50%
Schmerzen	59%	37%	49%
Ziehen, Reißen	49%	37%	43%
Parästhesien	50%	37%	43%
Motorische Symptome in Ruhe*	50%	78%	63%
Myoklonien im Wachen	32%	72%	50%
Muskelkrämpfe/Dyskinesien	26%	25%	25%
Bewegungsdrang in Ruhe	95%	93%	96%
Schlafstörungen (insgesamt)*	95%	97%	96%
Einschlafstörungen	77%	78%	78%
Durchschlafstörungen	88%	91%	90%
Tagesmüdigkeit	66%	65%	66%
RLS-Symptome tagsüber	76%	83%	79%
Verlauf			
intermittierend	20%	23%	22%
kontinuierlich konstant	19%	15%	17%
progredient	51%	28%	35%
spontane Besserung	5%	27%	13%
davon nach Nierentransplantation	n.z.	18%	
Alter bei Erstsymptomatik	**40,1 Jahre**	**50,7 Jahre**	**45,3 Jahre**
(Range)	9–86	24–88	(9–86)
Familienanamnese			
positiv (Verwandte ersten Grades)	54%	13%	35%
fraglich	12%	n.z.	n.z.
anamnestisch negativ	34%	n.z.	n.z.

Innerhalb der mit * bezeichneten Item-Gruppen waren Mehrfachantworten möglich.
n.z. = nicht zutreffend.

enz von 11 urämischen Patienten höher lag als die von 17 idiopathischen Patienten vergleichbarer Schwere, war der PLM-Index der urämischen Patienten über die Nacht signifikant ($p < 0.05$) erhöht. (Wetter et al., 1996). Daraus leitet sich die Frage ab, ob urämische RLS-Patienten eine noch ausgeprägtere motorische Symptomatik aufweisen als idiopathische.

Während beim idiopathischen RLS der *Verlauf* meist kontinuierlich gleichbleibend oder häufiger progredient war, und nur 5% der Patienten über spontane Besserungen berichteten, gaben 26% der urämischen RLS-Patienten deutliche spontane Besserungen im Verlauf an.

Eine erfolgreiche *Nierentransplantation* erfolgte bei elf Dialysepatienten im gegebenen Untersuchungszeitraum. Diese waren anschließend vollständig oder fast vollständig remittiert. Die Beschwerdefreiheit erfolgte parallel zur Funktion des Transplantates. Drei von 11 Patienten waren 3–5 Tage nach Transplantation beschwerdefrei, es zeigte sich keine Abstoßungsreaktion. Vier weitere Patienten waren nach 1 Woche symptomfrei. Bei weiteren 2 Patienten, die erst nach 2 Wochen eine vollständige Funktion der neuen Niere erreicht hatten, remittierten die RLS-Symptome nach 3–4 Wochen. Ein Patient erfuhr nach einer zunächst aufgetretenen Remission seiner RLS-Beschwerden nach einer Woche wiederum eine Zunahme der Symptomatik nach 6 Wochen, parallel zu einem Anstieg des Kreatinins und einer Abstoßungsreaktion. Bei einer weiteren Patientin trat die RLS-Symptomatik 3 Jahre nach Transplantation in leichterem Ausmaß bei eingeschränkter Nierenfunktion wieder auf. Bei insgesamt 6 weiteren urämischen Patienten remittierte die RLS-Symptomatik ohne Transplantation und ohne erkennbaren Zusammenhang zu weiteren Begleiterkrankungen oder Änderungen der Dialyse nach Aussagen der Patienten spontan.

Mit nur wenigen Ausnahmen klagten beide Gruppen von RLS-Patienten über *Schlafstörungen.* Siebzig von 74 idiopathischen und 57 von 60 urämischen Patienten gaben an, unter Schlafstörungen zu leiden. *Durchschlafstörungen* dominierten sowohl bei den idiopathischen mit 88% als auch bei den urämischen Patienten mit 91%. Über die Hälfte der Patienten berichtete über eine ausgeprägte *Tagesmüdigkeit.* Die hohe Frequenz von Schlafstörungen wurde auch in der Untersuchung an 133 Patienten mit idiopathischem RLS von Montplaisir et al. (1997) bestätigt. Dabei klagten 94% der Patienten subjektiv über Ein- oder Durchschlafstörungen. Diese subjektiven Symptome wurden polysomnographisch objektiviert durch 80% pathologisch erhöhten PLMS-Arousal-Index und eine verminderte Schlafeffizienz der RLS-Patienten, korrelierend zum Ausmaß der subjektiven Beschwerden.

Bei den idiopathischen RLS-Patienten gaben 54% der Patienten der Datenbankpopulation eine nach Befragung ihrer Familie sicher *positive Familienanamnese (FA)* an, d.h. mindestens ein Verwandter ersten Grades war oder ist von RLS betroffen, soweit dies anamnestisch von dem Patienten beurteilbar war. Bei weiteren 12% der idiopathischen RLS-Patienten war eine fraglich positive FA anamnestizierbar. Unter den 60 urämischen RLS-Patienten konnten anamnestisch sicher 7 Patienten identifiziert werden, die eine positive FA aufwiesen und bereits vor Beginn ihrer Urämie RLS-Symptome zeigten.

Somit leidet ein Teil der urämischen RLS-Patienten sicher an einem familiären RLS, das durch den Provokationsfaktor „Niereninsuffizienz“ maximal zur Ausprägung kommt. Vergleicht man neuere epidemiologische Daten aus Kanada (Lavigne u. Montplaisir 1994) mit epidemiologischen Daten von 150 Patienten aus Dialysezentren (Collado Seidel et al. 1997) findet man ähnliche Prävalenzen. Lavigne und Montplaisir (1994) berichten über eine Prävalenz von 10–15% für RLS in der Gesamtpopulation mit einem unterschiedlichen Schweregrad der Erkrankung. Eigene Daten zeigen, daß ebenfalls 15% aller Dialysepatienten jemals an einem RLS gelitten haben oder noch leiden und entsprechen derzeit der Prävalenz der kanadischen Bevölkerung. Somit könnte die Veranlagung, ein Restless Legs Syndrom zu entwickeln, mit ungefähr 10–15% der Bevölkerung angegeben werden. Die Bedingung „chronische Urämie" würde dabei einen maximalen Provokationsfaktor darstellen und alle Anlageträger klinisch symptomatisch werden lassen. Dies würde auch die spontanen Remissionen nach Nierentransplantation erklären, wenn die Bedingung „Urämie" nicht mehr gegeben ist.

Die klinische Erfassung von 134 Patienten mit RLS stellt eine umfangreiche Zusammenstellung klinischer Daten zu RLS-Patienten und die einzige mit Daten zu urämischen RLS-Patienten dar. Eine Umfrage unter Mitgliedern der neu gegründeten RLS-Foundation in den USA im Vergleich mit einer Gruppe sicher diagnostizierter RLS-Patienten wurde von Walters et al. (1996a) durchgeführt und umfaßt insgesamt 138 Patienten. Hierbei zeigte sich ein sehr frühes Erkrankungsalter, 45% der Patienten in der Gruppe der „nicht sicher Diagnostizierten" und 39% der „sicher Diagnostizierten" bemerkten bereits vor dem 20. Lebensjahr erste Symptome. Dies könnte auf das frühe Erkrankungsalter beim familiären RLS hinweisen. Die Häufigkeit familiärer Syndrome wurde mit mindestens 50% angegeben und liegt in einer Untersuchung von Montplaisir et al. (1997) mit 63% familiärer Restless Legs Syndrome bei 133 untersuchten Patienten noch höher.

Ein *intermittierender Verlauf der Symptomatik* wurde bei Walters et al. (1996a) festgestellt. So berichteten 15% der Patienten, daß sie Remissionen ihrer Symptome von mehr als einem Monat bemerkten. Wenige Patienten beschrieben, daß ihre RLS-Symptome durch Auftreten einer anderen neurologischen Erkrankung, einer diabetischen Neuropathie oder lumbosakralen Radikulopathie getriggert worden sind. Auch in dieser Untersuchung war besonders auffallend, daß Fehldiagnosen oder gar keine Diagnose über Jahre vor der Diagnosestellung „Restless Legs Syndrom" gestellt wurden, unabhängig vom Alter des Patienten (Walters et al. 1996a).

Zusammenfassend weisen die klinischen und genetischen Daten idiopathischer und urämischer RLS-Patienten – unter Einbeziehung neuerer Prävalenzen des idiopathischen RLS – darauf hin, daß möglicherweise beiden Syndromen eine gemeinsame, evtl. genetisch determinierte Pathogenese zu Grunde liegt, und die Niereninsuffizienz sich als maximaler „challenge factor" für das Auftreten von schweren RLS-Beschwerden herausstellt.

Kapitel 3

Sekundäre oder symptomatische Formen des Restless Legs Syndroms 3

3.1 RLS bei Niereninsuffizienz und unter Dialyse

Die wichtigste *symptomatische Form* des RLS tritt bei *Niereninsuffizienz* und bei *dialysepflichtigen* Patienten auf und ist nicht vom Ausmaß der begleitenden Polyneuropathie abhängig, sondern mit der *Urämie* selbst verknüpft (Callaghan 1966; Banerji u. Hurwitz 1970).

Die Lebensqualität urämischer Patienten ist aufgrund ihrer Erkrankung bereits in erheblichem Maße eingeschränkt. Hinzu kommen unspezifische *Schlafstörungen,* die bis zu 80% der Dialysepatienten beklagen (Walker et al. 1995) und die unterschiedliche Ursachen haben.

Die *Häufigkeit von RLS* unter Dialysepatienten wird nicht einheitlich angegeben. Die Zahlen reichen von 17% (Bastani u. Westervelt 1987) bis zu 57% der Dialysepatienten (Walker et al. 1995), wobei unterschiedliche Definitionskriterien verwendet worden sind. Vergleichbare Untersuchungen, die obige RLS-Definitionskriterien zugrunde legen, zeigen eine Prävalenz von 22–30% (Winkelman et al. 1996) bzw. 23% (Collado Seidel et al. 1997) in einer Population von Dialysepatienten. Dabei ist jedoch zu berücksichtigen, daß Dialysepatienten zusätzliche Schmerzsyndrome durch ihre Co-Morbidität beklagen, wenn diabetische Polyneuropathien, Wurzelläsionen bei nephrogener Osteopathie u.ä. auftreten. Dies erschwert die exakte diagnostische Abgrenzung urämisch assoziierter Restless Legs Syndrome.

Die *Pathogenese* des urämischen RLS ist weiterhin unklar. Inzwischen ist bekannt, daß das RLS sich parallel zum Anstieg von Creatinin entwickelt und nicht durch die Dialyse ausgelöst wird. Roger et al. (1991) berichteten über eine Assoziation von RLS und niedrigen Hämoglobin- und Erythrozytenwerten bei Dialysepatienten. In zumindest zwei nachfolgenden Untersuchungen (Winkelman et al. 1996; Collado Seidel et al. 1997) konnte diese Korrelation nicht bestätigt werden. Es zeigte sich kein Unterschied der Laborparameter, insbesondere des roten Blutbildes und des Eisenstoffwechsels bei Dialysepatienten mit RLS und ohne RLS. Weitere biochemische Parameter wie Calcium, Phosphat und Parathormon zeigten ebenfalls keine signifikante Korrelation zum Auftreten eines RLS bei Dialysepatienten.

Die *klinische Symptomatik* unterscheidet sich nicht von der des idiopathischen RLS. Es gelten dieselben Diagnosekriterien der International RLS Study Group (Walters et al. 1995a). Dialysepatienten leiden häufiger an motorischen Symptomen des RLS tagsüber als idiopathische RLS-Patienten. Eine Aufschlüsselung der Häufigkeit einzelner Symptome ist in Tabelle 2.1 dargestellt (Vergleich idiopathischer und urämischer RLS-Patienten).

Der *Verlauf* des urämischen RLS ist weitgehend vom Ausmaß der Urämie und möglicherweise anderen, noch nicht bekannten Parametern abhängig.

Nach erfolgreicher *Nierentransplantation* kann sich die Restless Legs Symptomatik zurückbilden (Yasuda et al. 1986). Die Rückbildung der Symptome erfolgt meist innerhalb weniger Tage, maximal 2 Wochen und geht parallel mit der Funktionstüchtigkeit der transplantierten Niere einher. Bei 11 transplantierten Patienten waren 10 Patienten Tage bis Wochen nach erfolgreicher Transplantation beschwerdefrei, ein Patient litt weiterhin unter RLS, es erfolgte nach wenigen

Wochen eine Transplantatabstoßung (Trenkwalder et al. 1996c). Die Beschwerdefreiheit nach erfolgreicher Transplantation scheint bei den meisten Patienten dauerhaft zu sein, so daß keine weitere Medikation für RLS benötigt wird.

Die *Therapie* des urämischen RLS, insbesondere während der Dialyse, erfolgt gemäß der Therapie idiopathischer RLS-Patienten. Dopaminerge Präparate gelten auch hier als Mittel erster Wahl, gefolgt von Opiaten und Benzodiazepinen. Für ausführliche Therapieschemata und praktische Empfehlungen siehe Kapitel 11 und 12.

3.2 RLS und Polyneuropathie

Die Assoziation von *Polyneuropathie* und *RLS* bleibt derzeit trotz einiger Untersuchungen der letzten Jahre weiterhin unklar. Iannaccone et al. (1995) berichteten über ein subklinisches Auftreten von Polyneuropathie bei 8 untersuchten RLS-Patienten. Dabei wurden bei allen Patienten, die untersucht wurden, Veränderungen in der Biopsie des Nervus suralis beschrieben. Andere Autoren (Bliwise et al. 1989; Walters 1995) fanden keinen Zusammenhang zwischen RLS und neurographischen Veränderungen. Eine deutliche Korrelation zwischen Neuropathie und RLS zeigte sich jedoch in der *familiären Amyloid-Neuropathie* (Salvi et al. 1990). Diese Patienten entwickelten ein charakteristisches RLS bereits bei Auftreten einer familiären Amyloidose (Salvi et al. 1990). Die zu diesem Zeitpunkt teilweise nur subklinisch bestehende Polyneuropathie manifestierte sich erst später klinisch.

Ondo und Jankovic (1996) untersuchten 54 Patienten mit RLS gemäß den Klassifikationskriterien und fanden in 37% eine neurophysiologisch meßbare, jedoch meist subklinische Neuropathie. Patienten mit Neuropathie wiesen nur zu 13% eine positive Familienanamnese auf, während dies bei den neurographisch unauffälligen Patienten zu 68% erfragt werden konnte. Rutkove und Mitarbeiter (1996) fanden bei 20–25% ihrer Patienten mit Polyneuropathie eine Restless Legs Symptomatik, die auch auf dopaminerge Therapie ansprach.

Zusammenfassend kann das RLS mit Polyneuropathie möglicherweise als ein „Subtyp des RLS ohne positive Familienanmnese“ (Ondo u. Jankovic 1996) gelten, zu klären ist jedoch, ob gemeinsame zentral-dopaminerge Pathomechanismen die identische klinische Symptomatik erklären und inwieweit ein „overlapping“ der Syndrome auftreten und erklärt werden kann.

3.3 RLS in der Schwangerschaft, bei Eisenmangel und Rheumatoider Arthritis

Einige Patientinnen klagen während der *Schwangerschaft* über Restless Legs Symptome (Ekbom 1970; Botez u. Lambert 1977; Goodman et al. 1988), die sich post partum spontan zurückbilden. Dabei wurde beobachtet, daß bereits vor Beginn der Schwangerschaft intermittierend ein RLS bei einigen Patientinnen erkennbar war, und die Schwangerschaft möglicherweise die Symptomatik verstärkt hat (Goodman et al. 1988). Weiterhin sind Schlafstörungen ein häufiges

Symptom im letzten Trimenon der Schwangerschaft. Polysomnographische Studien zeigen, daß RLS die häufigste Ursache von Durchschlafstörungen dieser Patientinnen darstellt und möglicherweise zu der beobachteten Verminderung der Schlafeffizienz und der REM-Phasen führt (Hertz et al. 1992). McParland and Pearce (1990) halten es für besonders wichtig, die Diagnose RLS in der Schwangerschaft rechtzeitig zu stellen und die *Patientinnen über die Erkrankung und den Verlauf aufzuklären.* Damit seien häufig die wichtigsten Informationen gegeben und es wird *keine weitere Therapie* benötigt. In schwer ausgeprägten Fällen raten die Autoren zu einer Therapie mit Diazepam oder Carbamazepin (McParland u. Pearce 1990).

Eine Assoziation von *Eisenmangel* und auftretendem RLS wurde bereits im Mittelalter beobachtet, da unter den häufigen Aderlässen eine Zunahme von Patienten mit „nächtlichem Wandern" beobachtet worden war. Auch Ekbom beschreibt bei 25% von schweren Restless Legs Syndromen einen erniedrigten Hb-Wert und Serum-Eisen-Spiegel (Ekbom 1960, 1970). Das RLS bei Eisenmangelanämie wird durch Eisensubstitution behandelt (Nordlander 1953; O'Keeffe et al. 1994).

Eine weitere mögliche Assoziation besteht im Auftreten von *Rheumatoider Arthritis* und RLS. Bei konsekutiver Untersuchung von 178 Patienten mit Rheumatoider Arthritis (RA) wurden nach den damals noch verwandten Diagnosekriterien nach Gibb und Lees (1986) 25% der Patienten mit einem RLS diagnostiziert, überwiegend Frauen, während nur 4% der Patienten mit seronegativer Arthropathie klinisch ein RLS aufwies (Salih et al. 1994). Bei einigen dieser RLS-Patienten, die neurophysiologisch untersucht wurden, fanden sich entweder pathologische somatosensibel evozierte Potentiale oder eine Polyneuropathie, so daß die Autoren davon ausgehen, daß bei RA-Patienten mit RLS eine zusätzliche neurologische Schädigung vorliegen könnte.

3.4 RLS bei M. Parkinson

Beim *M. Parkinson* entwickeln die Patienten meist im *fortgeschrittenen Stadium der Erkrankung,* parallel zum Auftreten von *Wirkfluktuationen* ein RLS, das sich in einem unangenehmen Bewegungsdrang beim Einschlafen äußert. Dabei zeigte sich, daß die Extremität, die besonders akinetisch oder rigide ist, auch bezüglich der RLS-Symptomatik mehr betroffen ist (Fazzini et al. 1989). Manchmal ähneln die Symptome auch der Akathisie, oder einem Mischbild von RLS und Akathisie (Lang 1987). Differentialdiagnostisch müssen nächtliche Dyskinesien unterschieden werden, die zu einer Reduktion der nächtlichen dopaminergen Medikation führen sollten. Selten kann die REM-Behavior-Disorder, die zu nächtlichen Bewegungsstörungen mit Alpträumen führt, differentialdiagnostisch problematisch werden. Typische RLS-Symptome beim M. Parkinson entsprechen jedoch meist einer Off-Symptomatik mit einem dopaminergen oder noradrenergen Defizit. Begleitend dazu treten zahlreiche PLMS beim M. Parkinson und anderen Parkinson Syndromen auf, die nicht durch die Medikamente bedingt, sondern primär mit der Erkrankung selbst assoziiert sind (Wetter et al. 1997). Die deutliche Besserung der RLS-Symptomatik beim M. Parkinson auf dopaminerge Medikation spricht für ein dopaminerges Defizit während der RLS-Symptomatik. Möglicherweise sind pathophysiologisch diencephalospinale Mechanismen und dopaminerge antinociceptive Rezeptoren (Lindvall et al. 1983) entscheidender als striatale dopaminerge Defizite. Therapeutisch sollten neben lang wirksamen dopaminergen Substanzen wie L-DOPA retard Präparaten Dopaminagonisten oder Benzodiazepine verabreicht werden (siehe Therapie-Kapitel). Fallberichte zeigen eine deutliche Besserung insbesondere schmerzhafter RLS durch Gabe von Amitriptylin (Sandyk et al. 1987a), andere Autoren vermuten eher eine Verschlechterung durch Trizyklika.

3.5 Seltene Assoziationen eines RLS mit Stoffwechselstörungen

Seltene Ursachen eines RLS sind sowohl hypo- wie hyperthyreote Funktionsstörungen der Schilddrüse (Schlienger 1985; Roquer et al. 1992), Folsäuremangel und Vitamin-B12-Mangel (Botez u. Lambert 1977) und die Porphyrie (Hellman u. Tschudy 1962).

3.6 Pharmakologisch induziertes RLS

Zahlreiche Medikamente können ein RLS induzieren oder zumindest deutlich verschlechtern. Dazu gehören in erster Linie sämtliche Dopamin-D2-Rezeptorblockierende Substanzen. Neben den klassischen Neuroleptika aus der Gruppe der Butyrophenone zählen hierzu auch Antiemetika wie Metoclopramid. Diese können ebenfalls Dopamin-D2-Rezeptoren blockieren. Trizyklische Antidepressiva (Ware et al. 1984) können bei einigen Patienten RLS-Symptome ebenfalls verschlechtern, möglicherweise beruht dieser Effekt auf einer geringen intrinsischen Dopamin-D2-Rezeptor-Blockade tri- und tetrazyklischer Antidepressiva. Antikonvulsiva (Drake et al. 1988), ebenso Mianserin (Paik et al. 1989) können in Einzelfällen ein RLS verstärken oder provozieren. Dies gilt auch für Lithium (Heimann u. Christie 1986; Terao et al. 1991) und Koffein (Lutz 1978; Walters u. Hening 1987). Eine Zusammenstellung bisher bekannter Assoziationen mit RLS sowie zumindest in Einzelfällen RLS verstärkende Substanzen zeigt die Übersicht 3.1.

Übersicht 3.1. Sekundäre Restless legs Syndrome assoziiert mit anderen Erkrankungen

Häufige Assoziationen mit RLS	
Niereninsuffizienz, Dialyse	(Callaghan 1966; Walker et al. 1995; Winkelmann et al. 1996; Collado Seidel et al. 1997)
Schwangerschaft, 3. Trimenon	(Ekbom 1970; Goodman et al. 1988; McParland u. Pearce 1990)
Eisenmangelanämie	(Ekbom 1970; O'Keeffe et al. 1994)
Polyneuropathien (v.a. diabetische)	(Bliwise et al. 1989; Ondo u. Jankovic 1996; Rutkove et al. 1996)
Radikulopathie	(Walters et al. 1996b)
Rheumatoide Arthritis	(Salih et al. 1994)
Spinale Läsionen (traumatisch, demyelinisierend)	(Yokota et al. 1991)
M. Parkinson unter Therapie mit L-DOPA (meist mit nächtlichen Wirkfluktuationen assoziiert)	(Lang 1987; Fazzini et al. 1989; Sandyk et al. 1987)
Seltene Assoziationen bzw. Kasuistiken	
Hyper- und Hypothyreose, Hyperparathyreodismus	(Schlienger 1985; Roquer et al. 1992)
Folsäure- und Vitamin-B12-Mangel	(Botez et al. 1976; Botez u. Lambert 1977)
Porphyrie	(Hellmann u. Tschudy 1962)
Familiäre Amyloid-Neuropathie	(Salvi et al. 1990)
Primäre Amyloidose	(Heinze et al. 1967)
Teleangiektasien der Beine	(Metcalfe et al. 1986)
Pharmakologisch induzierte RLS	
Dopamin-D2-Rezeptor-Antagonisten (Neuroleptika, Metoclopramid, Sulpirid)	(Vahedi et al. 1994; Walters 1995; Hening et al. 1995)
Tri- und Tetrazyklische Antidepressiva	(Ware et al. 1984)
Mianserin	(Paik et al. 1989)
Lithium	(Heiman u. Christie 1986; Terao et al. 1991)
H2-Blocker (Cimetidin)	(O'Sullivan u. Greenburg 1993)
Koffein	(Lutz 1978; Walters 1995)
Östrogene?	

3.7 RLS und Akathisie im Vergleich

Die Akathisie tritt als Nebenwirkung der Behandlung mit Dopamin-D2-Rezeptor-blockierenden Substanzen, vor allem hochpotenter Neuroleptika, auf. Zu einer Akathisie können aber auch Metoclopramid (Barnes et al. 1982), Reserpin, Tetrabenazin oder Kalziumantagonisten wie Flunarizin (Chouza et al. 1986) führen. Ähnlich dem RLS klagen Patienten mit Akathisie über einen unangenehmen Drang, sich ständig bewegen zu müssen (Braude et al. 1983; Lang 1988; Trenkwalder u. Oertel 1993). Typisch ist hierbei ein „auf der Stelle treten" bei einer ausgeprägten inneren Unruhe, die nicht nur auf die Extremitäten beschränkt bleibt.

Die Symptome treten in jeder Körperposition auf und beginnen ohne Latenz in Ruhesituationen. Im Gegensatz zum RLS treten keine Schlafstörungen auf, der Schlaf ist sowohl subjektiv wie polygraphisch fast ungestört und nicht dem RLS vergleichbar (Walters et al. 1991).

Zum Vergleich RLS und Akathisie siehe Tabelle 3.1.

Tabelle 3.1. Symptomatik, Verlauf und Therapie von Restless Legs Syndrom und Akathisie

	Restless Legs Syndrom	Akathisie
Symptome	Bewegungsdrang; unangenehme Sensationen vor allem in den Beinen/Armen; „Ziehen, Reißen, Kribbeln, Schmerzen"	Bewegungsdrang; innere Unruhe im ganzen Körper; „aus der Haut fahren"; „innere Explosion"
Objektivierbare Bewegungen	Aufstehen, Umhergehen; rhythmische motorische Aktivitäten der Beine von Myoklonien bis zu Muskelkrämpfen	Ungerichtete Bewegungen „body rocking", auf der Stelle treten, Fuß tippen, Hände reiben; hochamplitudiger Tremor >4 Hz
Auslösesituation	Einschlafen, Ruhe; Ruhigstellung von Extremitäten	Keine Auslösesituation
Körperlage	Vor allem im Liegen, evtl. im Sitzen, nicht im Stehen	In allen Körperlagen
Beeinflußbarkeit der Symptomatik	Durch Aufstehen und Umhergehen sofortige Beschwerdefreiheit; Temperaturabhängigkeit	Kein Einfluß der Körperlage, auch beim Stehen und Gehen Persistenz der Symptomatik
Prävalenz	1–3% evtl. bis zu 10%	Nach Gabe „typischer" Neuroleptika: akut: bis zu 40% chronisch: bis zu 75% dosisabhängig
Altersverteilung	Zunehmende Symptomatik bei zunehmendem Alter, vor allem ab der 4. Dekade, Beginn familiärer Formen, evtl. in der Jugend	Keine spezifische Altersverteilung
Verlauf	Intermittierend, zu Beginn beschwerdefreie Intervalle, chronisch progredient	Kontinuierlich, abhängig von der Neuroleptikadosis, reversibel bei Absetzen
Therapie	L-Dopa, Dopaminagonisten, Opiate, Benzodiazepine	Absetzen der „typischen" Neuroleptika; Therapie mit atypischen Neuroleptika oder: Anticholinergika, Beta-Rezeptoren-Blocker, Opiate

KAPITEL 4

Familiäre Formen des Restless Legs Syndroms 4

4.1 Vererbungsmodus

Nach den bisherigen Untersuchungen an großen Familien mit RLS wird die Erkrankung wahrscheinlich autosomal dominant vererbt, d.h. das RLS wird von einem betroffenen Elternteil auf 50% der Kinder vererbt. Ein RLS-positives Allel auf einem Chromosom würde dann dafür ausreichen, daß die Erkrankung klinisch in Erscheinung tritt. Die Expressivität des RLS, d.h. in welchem Ausmaß sich die Symptome klinisch manifestieren, wenn eine Person genetisch RLS-positiv ist, variiert erheblich. Zahlenangaben liegen hier nicht vor.

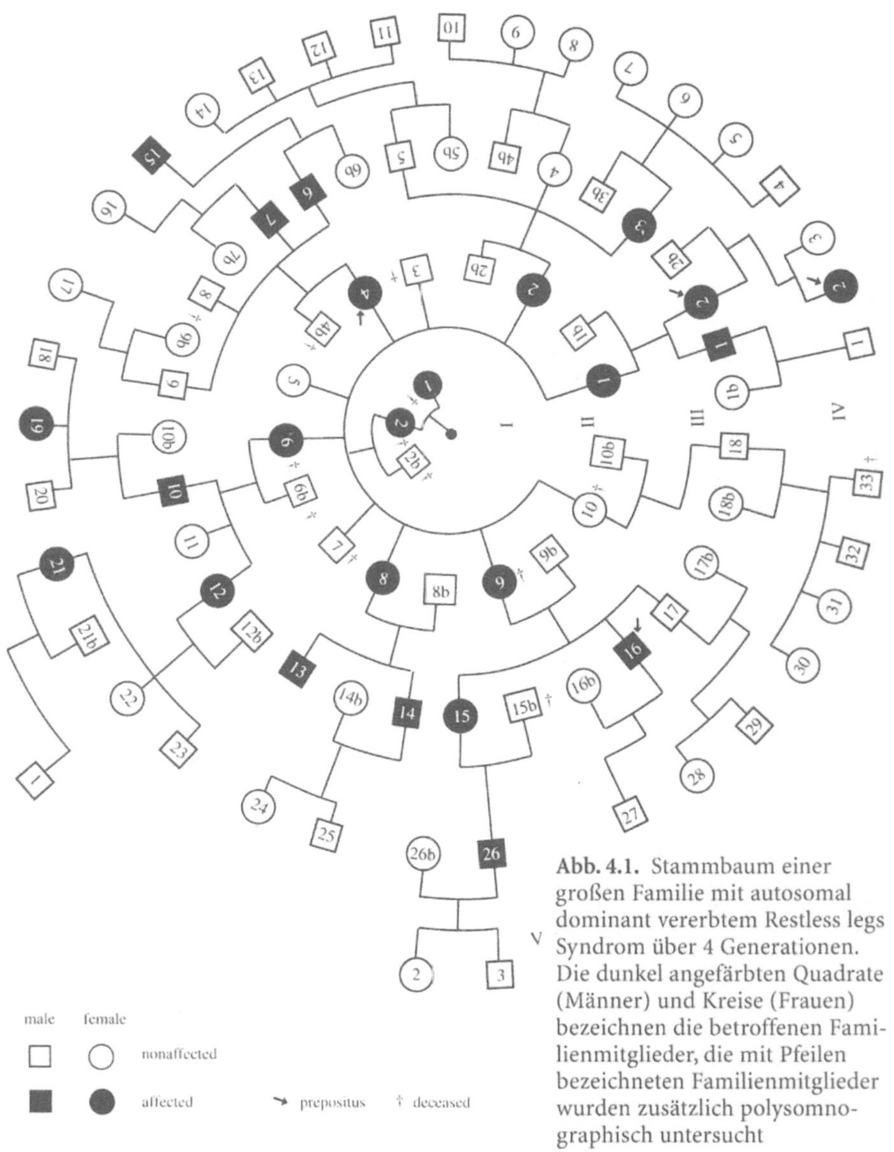

Abb. 4.1. Stammbaum einer großen Familie mit autosomal dominant vererbtem Restless legs Syndrom über 4 Generationen. Die dunkel angefärbten Quadrate (Männer) und Kreise (Frauen) bezeichnen die betroffenen Familienmitglieder, die mit Pfeilen bezeichneten Familienmitglieder wurden zusätzlich polysomnographisch untersucht

Am Stammbaum einer großen Familie aus Süddeutschland (siehe Abb. 4.1) zeigte sich, daß eine fast vollständige Penetranz des RLS vorlag, d.h. daß ab einem bestimmten Alter alle genetisch Betroffenen auch klinisch erkrankten (Trenkwalder et al. 1996b).

4.2 Häufigkeit familiärer Formen des RLS

Von den „sicher diagnostizierten RLS-Patienten" einer Untersuchung von 134 Patienten (Walters et al. 1996a) wiesen 50% eine positive Familienanamnese auf und entsprechen den 54% der idiopathischen RLS-Patienten mit sicher positiver Familienanamnese eigener Untersuchungen (Trenkwalder et al. 1996c). Möglicherweise liegt der Prozentsatz jedoch höher, rechnet man die 12% mit einer „fraglich positiven" Familienanamnese hinzu (siehe Kapitel 2.10.2.). Die Untersuchung von Walters et al. (1996a) bestätigt weiterhin, daß eine Zunahme der Symptomatik mit dem Alter und eine Abnahme der Häufigkeit beschwerdefreier Intervalle beim familiären RLS beobachtet wird. Dadurch wird die Hypothese unterstützt, daß eine altersabhängige Variabilität besteht. Die sicher genetisch bedingten Formen scheinen zu einer schwereren Ausprägung der Symptomatik mit progredientem Verlauf zu führen.

Montplaisir et al. (1997) fanden sogar 68% familiäre Formen bei einer Untersuchung von 133 idiopathischen RLS-Patienten.

4.3 Variabilität der klinischen Symptomatik innerhalb einer Familie

Die unterschiedlichen *klinischen Symptome* und das *Erkrankungsalter* der Betroffenen einer großen RLS-Familie sind in Tabelle 4.1 dargestellt. Ähnlich wie bei den idiopathischen und urämischen Patienten fanden sich in 19 von 20 Patienten ein Bewegungsdrang und zu 100% sensible Symptome in Ruhe. Siebzig Prozent der Betroffenen zeigten unwillkürliche motorische Symptome, 10% eine dauernde Bewegungsunruhe. Die *variable Expressivität* klinischer Symptome innerhalb einer Familie wurde erstmals von Boghen und Peyronnard (1976) bei einer Familie mit 18 Betroffenen über 5 Generationen beschrieben. Weitere Berichte von großen Familien mit RLS bestätigten diese Beobachtung (Montagna et al. 1983; Walters et al. 1990).

Für die genetische Diagnostik, insbesondere für molekulargenetische Analysen ist das *Erkrankungsalter* der Betroffenen von entscheidender Bedeutung. Ein frühes Auftreten der RLS-Symptome im 2. Dezennium oder bereits vor dem 20. Lebensjahr ist insbesondere bei den familiären Formen bekannt (Lugaresi et al. 1986; Walters et al. 1990, 1994; Trenkwalder et al. 1996b; Montplaisir et al. 1997). Das durchschnittliche Erkrankungsalter in den Familien scheint dabei in den jeweils nachfolgenden Generationen immer niedriger zu liegen. So fiel das Alter beim Auftreten erster Symptome in „Generation zwei" von durchschnittlich 51 Jahren auf 19,8 Jahre in der „vierten Generation" (Trenkwalder et al. 1996b). Die-

Tabelle 4.1. Klinische und demographische Daten von 20 betroffenen Mitgliedern einer Familie (siehe Stammbaum in Abb. 4.1) mit idiopathischem RLS.
Die Variabilität der klinischen Symptomatik betrifft vor allem Schlafstörungen und motorische Symptome, der Verlauf ist in Generation IV noch intermittierend, in Generation III kontinuierlich oder progredient

Patient Nr.	Alter/ Geschl.	Erkgs. alter	Verlauf des RLS	sensible Sympt.	motor. Sympt.	Bew.-drang	Einschlaf-störungen	Durchschlaf-störungen
II,1	66/w	56	kon.	+	+	+	+	+
II,2	80/w	78	kon.	+	+	+		+
II,4	73/w	42	prog.	+	+	+	+	+
II,8	68/w	30	prog.	+	+	+	+	+
III,1	45/m	43	in.	+			+	+
III,2	40/w	10	in.	+	+(mr)	+		+
III,3	58/w	43	in.	+	+	+		
III,6	50/m	40	in.	+	+	+	+	+
III,7	50/m	30	kon.	+	+	+		
III,10	52/m	32	prog.	+	+	+	+	+
III,12	59/w	23	in.	+	+	+		+
III,13	40/m	35	in.	+				
III,14	42/m	8	kon.	+		+		+
III,15	65/w	58	prog.	+	+	+	+	+
III,16	56/m	50	prog.		+	+	+	+
IV,2	23/w	7	in.	+	+(mr)	+		+
IV,15	23/m	20	in.	+		+		
IV,19	28/w	27	in.	+			+	+
IV,21	30/w	20	in.	+		+		+
IV,26	35/m	25	in.	+	+	+		+

kon.: kontinuierlicher Verlauf
in.: intermittierender Verlauf
prog.: progredienter Verlauf
mr: „motor restlessness“ - motorische Unruhe

ses Phänomen wird „Anticipation“ genannt. Zu beachten ist dabei jedoch, daß möglicherweise noch nicht klinisch manifeste Träger von RLS in „Generation vier“ erst in den kommenden Jahren ihre Symptomatik entwickeln werden, und damit das durchschnittliche Erkrankungsalter in „Generation vier“ sich wieder ändern wird. Deshalb werden zukünftig nur prospektive Studien gültige Aussagen zu der Frage des Erkrankungsalters treffen können.

4.4 RLS bei Kindern

Bereits in mehreren Veröffentlichungen wurde erwähnt, daß *Kinder* und *Jugendliche an RLS leiden* können. Die Erkrankung wird in diesem Alter jedoch noch seltener diagnostiziert bzw. häufiger verkannt als im Erwachsenenalter (Walters et al. 1994). Die Symptome der Kinder können bereits in der frühen Kindheit beginnen und sind den RLS-Symptomen im Erwachsenenalter ähnlich. Typisch für das Auftreten von *Schlafstörungen* sind ausgeprägte Unruhe beim Zubettgehen mit Stoßen und heftiger Aktivität in den Beinen, häufiges Umdrehen im Bett, mehrfaches nächtliches Erwachen, teilweise Aufstehen und morgens ein „zerwühltes Bett" aufgrund periodischer Beinbewegungen in der Nacht. Diese Symptome können bei Kindern ebenfalls regelmäßig mit dem RLS auftreten und konnten polygraphisch nachgewiesen werden (Walters et al. 1994). Die Kinder beklagen häufig abendliche oder nächtliche Schmerzen der Beine, die meist als *„Wachstumsschmerzen"* („Growing pains") fehlinterpretiert werden. Die nächtlichen Schlafstörungen können zu Tagesmüdigkeit führen, die sich bei den Kindern als Übererregbarkeit manifestieren kann. *Attention Deficit Hyperactivity Disorder* (ADHD) oder das Syndrom des *„hyperaktiven Kindes"* kann in einigen Fällen durch ein familiäres RLS mit Manifestation bereits in der Kindheit bedingt sein (Walters et al. 1994).

4.5 Molekulargenetische Diagnostik beim familiären RLS

Von den bisherigen Studien wird von einem *autosomal dominantem monogenen Erbgang* mit *altersabhängiger Penetranz* der Erkrankung ausgegangen. Möglicherweise gibt es in unterschiedlichen Familien auch unterschiedliche Gene, eine Heterogenität kann derzeit nicht ausgeschlossen werden. Die Lokalisation des ursächlichen Gens des RLS ist bisher noch unbekannt. In den oben beschriebenen Familien wurden in den letzten Jahren erste molekulargenetische Untersuchungen durchgeführt, um das ursächliche Gen oder zumindest den Genort zu lokalisieren. Dabei wurde mit der *Identifizierung von Kandidatengenen* begonnen. Kandidatengene sind Gene, deren Lokalisation und Funktion bereits bekannt sind und die in einem Genom mit Hilfe von genetischen Markern identifiziert werden können. Für das RLS wurden dabei Kandidatengene ausgewählt, die für Proteine kodieren, die bei Neurotransmitterfunktionen im Bereich von Dopamin, Opiaten und Benzodiazepinen eine bereits bekannte Rolle spielen. Die bisherigen Untersuchungen an obiger Familie (siehe Abb. 4.1) zeigten jedoch keine positive Korrelation von RLS zu den untersuchten Kandidatengenen, die damit als ursächlich bei dieser Familie ausgeschlossen sind (Dichgans et al. 1996).

Für eine *Kartierung des Genortes* für RLS mittels systematischer *Genomsuche* wird die DNA aller betroffenen und der meisten nicht betroffenen Familienmitglieder benötigt (Für Einzelheiten der Methode der Kopplungsanalyse und Verwendung genetischer Marker siehe Gasser u. Meitinger 1991). Dabei muß sich der Genetiker auf die klinische Einordnung der Familien und die exakte Unterscheidung in „Betroffene" und „Nichtbetroffene" verlassen, sonst kann keine molekulargenetische Zuordnung erfolgen. Erste Ergebnisse von Kopplungsanalysen der Arbeitsgruppe von Johnson et al. (1992) konnten bisher keinen Genort dem RLS ursächlich zuordnen. Weitere molekulargenetische Untersuchungen an RLS-Familien werden derzeit in München, New Brunswick, Baltimore und Montreal durchgeführt.

Kapitel 5

Diagnostik und Differentialdiagnosen 5

„Diagnosis is generally easy if one is familiar with the syndrome“ (Ekbom 1945).

Diese Aussage hat bis heute ihre Gültigkeit behalten, da die Schilderung der Symptomatik wegweisend für die klinische Diagnose ist und sämtliche apparativen diagnostischen Maßnahmen als eine Bestätigung der klinischen Verdachtsdiagnose gelten.

5.1 Neurologischer Befund

Wie bereits in Kapitel 2.7 beschrieben, ist der neurologische Befund in der Regel unauffällig, d.h. es ist *kein spezifisches neurologisches Defizit* klinisch festzustellen, das mit dem RLS assoziiert wäre.

5.2 Psychopathologischer Befund

Der *psychopathologische Befund* von Restless Legs Patienten kann keineswegs als wegweisend oder einheitlich beschrieben werden. Obwohl wenige Untersuchungen (Kuny u. Blättler 1988; Kuny 1991), die zu dieser Thematik durchgeführt wurden, einen Hinweis für eine vermehrt depressive Stimmungslage sowie Angstsyndrome bei RLS gaben, scheint dies bei Anwendung der Klassifikationskriterien kein konsistenter Befund zu sein.

In einer ausführlichen psychopathologischen Untersuchung von zehn Patienten mit idiopathischem, gesichertem RLS zeigte sich ein *gehäuftes Auftreten* von *phobischen* und *Angstsymptomen* nach der psychopathologischen Klassifikation des DSM-3 im Sinne einer Angststörung mit und ohne phobische Symptome (Wohlschläger 1996). Ob es sich dabei um eine Assoziation mit dem RLS handelt, ob eine kausale Verknüpfung besteht, oder ob es sich um zufällige Epi-Phänomene handelt, kann derzeit bei der geringen Anzahl der untersuchten Patienten nicht beurteilt werden. Ein gehäuftes Auftreten depressiver Symptome wurde hierbei jedoch nicht berichtet (Wohlschläger 1996).

5.3 Elektromyographie und Elektroneurographie

Eine *Elektroneurographie* und eine *Elektromyographie* zumindest des M. tib. ant. sollten in der Diagnostik eines RLS nicht fehlen. Beim idiopathischen RLS werden sich fast immer altersentsprechende motorische und sensible Nervenleitgeschwindigkeiten messen lassen, obwohl geringgradige, subklinische Veränderungen histopathologisch durch Suralis-Biopsien von idiopathischen RLS-Patienten nachgewiesen wurden (Iannaccone et al. 1995). Die Elektroneuro- bzw. Myographie sollte zur *differentialdiagnostischen Abgrenzung von Polyneuropathien* durchgeführt werden, die klinische Symptomatik des RLS kann jedoch zusätzlich zu einer PNP auftreten. Die weitere ursächliche Diagnostik der PNP sollte dann eingeleitet werden. Die diagnostische bzw. differentialdiagnostische Aussagekraft der Elektromyo- bzw. Elektroneurographie bezüglich des RLS ist deswegen nur von eingeschränkter Wertigkeit.

5.4 Laboruntersuchungen

Beim *idiopathischen RLS* finden sich definitionsgemäß *keine Abweichungen* in den *laborchemischen Untersuchungen*. Die Messung einzelner Laborparameter ist jedoch zum Ausschluß sekundärer RLS-Formen, die klinisch nicht von primären zu unterscheiden sind, notwendig. Hierbei sollten das *Blutbild* und der *Eisenstoffwechsel* mit *Ferritin, Transferrin* und *Serumeisen* wegen möglichem RLS bei Eisenmangelanämien untersucht werden. Weiterhin empfiehlt sich eine Bestimmung der *Nierenwerte* (Harnstoff, Creatinin) zum Ausschluß einer beginnenden Niereninsuffizienz sowie eventuell die Messung des Vitamin-B12- und Folsäurespiegels und bei weiterem klinischen Verdacht die Bestimmung endokrinologischer Parameter wie TSH und periphere Schilddrüsenhormone sowie Parathormon.

5.5 Differentialdiagnosen

Differentialdiagnostisch besteht die wichtigste Abgrenzung gegenüber *Polyneuropathien*. Diese können ebenfalls mit Schmerzen und sensiblen Reizerscheinungen auftreten, die typische, meist vollständige Remission der Beschwerden durch Bewegung wird kaum so deutlich beschrieben wie beim RLS. Weiterhin fehlen motorische, unwillkürliche Myoklonien/Dyskinesien, die Schlafstörungen stehen meist nicht im Vordergrund. Seltenere Syndrome wie das Syndrom der *„Painful legs and moving toes"* (Dressler et al. 1994), das häufig in Zusammenhang mit diabetischen Neuropathien, Plexusläsionen oder postoperativ nach radikulären Syndromen entsteht, sind ebenfalls abzugrenzen. Weiterhin sind *„Burning feet"* (Harriman et al. 1970) und *„restless red legs"*, Teleangiektasien der Beine (Metcalfe et al. 1986) von RLS zu unterscheiden. Eine Auflistung wichtiger Differentialdiagnosen gibt Tabelle 5.1 wieder.

Wenn sich RLS überwiegend als Schlafstörung manifestieren, sollten differentialdiagnostisch weitere motorische Störungen im NREM-Schlaf in Erwägung gezogen werden. Ein obstruktives Schlaf-Apnoe-Syndrom (OSA) (Mosko et al. 1988; Schönbrunn et al. 1990) kann mit häufigen PLMS einhergehen, ebenso die Narkolepsie (Boiven et al. 1993) oder in seltenen Fällen auch der Bruxismus (Lavigne u. Montplaisir 1994). Mit Zunahme der Diagnostik des Schlaf-Apnoe-Syndroms werden immer häufiger beide Syndrome, OSA und RLS, gemeinsam diagnostiziert. Ob es sich dabei um eine Koinzidenz handelt, wird kontrovers diskutiert (Schönbrunn et al. 1990). Wahrscheinlicher ist es, daß beide Syndrome assoziiert sind, wofür auch die erhöhte Inzidenz von PMS bei OSA spricht (Ancoli-Israel et al. 1985, 1991). Insbesondere die REM-Behavior-Disorder (RBD)

Tabelle 5.1. Differentialdiagnosen des Restless Legs Syndroms: schmerzhafte Erkrankungen mit und ohne Bewegungsstörungen der Beine

Differentialdiagnose	Klinische Unterscheidungsmerkmale zum RLS	Diagnostisches Procedere
Polyneuropathie	Parästhesien, sensible Symptome; üblicherweise nicht gebessert durch Bewegung; evtl. neurologisches Defizit keine zirkadiane Rhythmik	NLG, EMG, Suralis-Biopsie
Lumbosakrale Radikulopathie	Primär einseitige Symptomatik, entsprechendes neurologisches Defizit	EMG, lumbosakrale CT oder MRT
Syndrom der schmerzhaften Muskelfaszikulationen	Schmerzhafte Faszikulationen, nicht durch Ruhe ausgelöst oder verstärkt	EMG: axonale Neuropathie, Suralis-Biopsie
Venöse Erkrankungen der Beine; Venöse Insuffizienz	Schwellung der Beine, Hautverfärbung, Schmerzen	Dopplersonographie, Angiographie
Claudicatio intermittens; Arterielle Insuffizienz	Lageabhängige Hautverfärbung Zunahme der Symptomatik beim Gehen, Besserung in Ruhe	Dopplersonographie, Angiographie
„Painful legs and moving toes"	Repetitive, teilweise andauernde unwillkürliche Zehenbewegung, nicht durch Aktivität beeinflußt, keine zirkadiane Rhythmik der Symptomatik	EMG, lumbosacrale CT, MRT kann Radikulopathie oder Plexusläsion zeigen

(Schenck u. Mahowald 1990) sollte bei motorischen Störungen im Schlaf ebenso wie nächtliche epileptische Anfälle in die Differentialdiagnose mit einbezogen werden (Hening et al. 1995).

Kapitel 6

Spezielle neurophysiologische Diagnostik 6

6.1 Polysomnographie

Die Schlafpolygraphie gilt als die entscheidende technische Untersuchung, um das Restless Legs Syndrom zu bestätigen und ist damit weiterhin die wichtigste diagnostische Maßnahme bei Verdacht auf RLS. Die Polysomnographie stellt zeitlich und finanziell eine extrem aufwendige Untersuchung dar, die meist nur in wenigen Kliniken oder Zentren für Schlafmedizin durchgeführt wird. Daher werden derzeit alternative Methoden, wie z.B. die Aktigraphie, validiert und können möglicherweise in Zukunft bei bestimmten Fragestellungen die Polysomnographie ersetzen (Kazenwadel et al. 1995; Sadeh et al. 1995). Bis auf weiteres sollten jedoch alle Patienten, die anamnestisch fraglich der Diagnose RLS zuzuordnen sind, oder Patienten mit möglicherweise zusätzlichen spezifischen Schlafstörungen, z.B. einem Schlaf-Apnoe-Syndrom (Mosko et al. 1988; Fry et al. 1989; Schönbrunn et al. 1990), schlafpolygraphisch untersucht werden. Für Therapiestudien gilt die Polysomnographie weiterhin als die Standardmeßmethode zur Wirksamkeit der Therapie.

6.1.1 Standardableitung zur Diagnostik eines RLS

Die Polysomnographie (PSG) zur Diagnostik eines RLS wird gemäß den Standardableitungen durchgeführt und nach Rechtschaffen und Kales (1968) ausgewertet. Die 12-Kanal-Ableitung umfaßt die Registrierung der Augenbewegungen (2 Kanäle), bis zu 5 EEG-Kanäle, 1 Kanal Oberflächen-EMG der Kinnregion, 2 Kanäle Oberflächen-EMG des rechten bzw. linken M. tib. ant., 2 Kanäle thorakale Atemexkursion und nasaler Atemfluß, 1 Kanal EKG und die separate transkutane Messung der Sauerstoffsättigung (siehe Abb. 6.1).

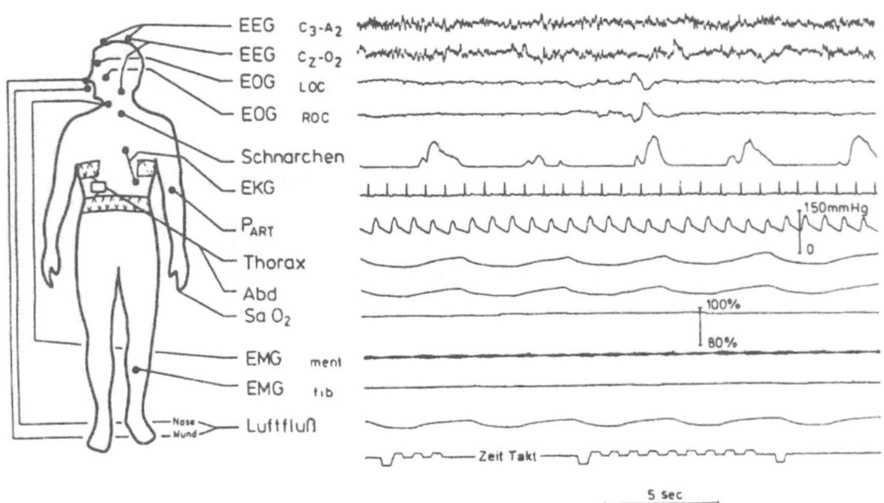

Abb. 6.1. Schematische Darstellung der Ableitung einer Schlafpolygraphie

6.1.2
Ableitung und Definition periodischer Beinbewegungen im Schlaf (PLMS)

Das wichtigste und charakteristischste Merkmal in der PSG beim RLS sind die periodischen Beinbewegungen und die dadurch ausgelösten Veränderungen im EEG.

Diese rhythmischen Beinbewegungen werden im Schlaf *Periodic Movements in Sleep (PMS)* oder *Periodic Limb Movements in Sleep (PLMS)* genannt. Sie wurden erstmals von Symonds (1953) - damals noch ohne polygraphische Aufzeichnung - beschrieben und als „nocturnal myoclonus“ bezeichnet. Symonds ordnete dieses Phänomen als „epilepsy variant“ ein, was Oswald (1959) widerlegte. Schlafpolygraphische Untersuchungen der folgenden Jahre zeigten, daß der „nocturnal myoclonus“ fast bei allen RLS-Patienten auftritt und ein wichtiges diagnostisches Merkmal darstellt. Allerdings findet sich auch insbesondere bei älteren gesunden Probanden ein vermehrtes Auftreten dieses Phänomens (Ancoli-Israel 1991), so daß der Aufzeichnung von „nocturnal myoclonus“ per se noch keine pathologische Bedeutung zukommt. Coleman (1982) führte den Begriff *„periodic movements in sleep“* (PMS) ein und definierte Dauer, Periodizität und Arousal-Reaktionen von PMS. PLMS werden mittels Oberflächen-EMG von beiden Mm. tib. ant. abgeleitet. Nach einer Überarbeitung der *Definition der PLMS durch die American Sleep Disorders Association (ASDA 1995)* lautet die derzeitig gültige Definition:

- Die Dauer der Kontraktionen abgeleitet von M. tib. ant. beträgt zwischen 0,5 und 5 Sekunden mit einer Amplitude von mehr als 25% der Kalibrierungsbewegung.
- Vier oder mehr Beinbewegungen bilden eine Sequenz, die Intervalle zwischen den einzelnen PLMS betragen 5 bis 90 Sekunden. Alle Beinbewegungssequenzen müssen in allen Schlafstadien und im Wachen gezählt werden.
- Um das Ausmaß der Schlafstörung zu erfassen, müssen alle Beinbewegungen und ihre Assoziation mit Arousals und Weckreaktionen ausgewertet werden. Um eine Assoziation von Beinbewegung und Arousal zu postulieren, darf der Beginn des Arousals nicht mehr als 3 Sekunden nach Beginn der Beinbewegung auftreten.
- Beinbewegungen, die mit respiratorischen Ereignissen einhergehen, werden als solche klassifiziert und gewertet.

PLMS können entweder mit einer tonischen Kontraktion oder myoklonischen Muskelaktivitäten einhergehen. Sie können einseitig, beidseitig symmetrisch oder alternierend auftreten. Erfahrungsgemäß zeigt sich in der Auswertung der PLM eine *hohe Übereinstimmung* zwischen unterschiedlichen Untersuchern, wenn die obigen Kriterien angewandt werden (Bliwise et al. 1991). Die Anzahl der PLMS in nur einer Ableitungsnacht kann interindividuell beträchtlich variieren. Während einige Patienten mehrere hundert PLMS pro Nacht erreichen, bleibt die Anzahl der PLMS intraindividuell bei Ableitung von vier aufeinanderfolgenden Nächten relativ konstant (Coleman et al. 1980).

Die Gesamtzahl der PLM geteilt durch die Anzahl der abgeleiteten Stunden, die im Bett verbracht werden („time in bed“ = TIB) wird als *PLM-Index* bzw. als *PLM-*

Arousal-Index bezeichnet und gilt neben der Schlafeffizienz als Maß für die Schwere einer RLS-bedingten Schlafstörung.

PLMS zeigen einen *Häufigkeitsgipfel* im Schlafstadium 1 und 2, während sie im Schlafstadium 3 und 4 seltener zu beobachten sind (Lugaresi et al. 1986; Pollmächer u. Schulz 1993). Im REM-Schlaf treten sie meist nur sporadisch auf oder verschwinden vollständig. Daß beim RLS periodische Beinbewegungen auch während des Wachzustandes, insbesondere vor dem Einschlafen abgeleitet werden können, beobachtete bereits Lugaresi (1986). Das Auftreten von periodischen Beinbewegungen im Wachen und im Übergang vom Wachen zum Schlaf wurde mehrfach bestätigt und abgeleitet (Hening et al. 1986; Lugaresi et al. 1986; Pollmächer u. Schulz 1993; Trenkwalder et al. 1993).

Die Häufigkeit von *PLMS* nimmt mit dem *Alter* zu. In der Normalbevölkerung zwischen 30 und 50 Jahren sollen sie bei 5% der Probanden auftreten, und bei den über 50jährigen treten PLMS in ca. 30% der Probanden auf (Lugaresi et al. 1986; Ancoli-Israel 1991). Die Autoren weisen besonders darauf hin, daß das Auftreten in der Nacht per se noch keine pathologische Wertigkeit besitzt, jedoch das Auftreten während der Wachphasen sicher pathologisch ist. Differentialdiagnostisch müssen PLM gegen Einschlafmyoklonien („sleep starts") (Oswald 1959) und andere motorische Phänomene abgegrenzt werden, z.B. die Hyperexplexie, nächtliche Wadenkrämpfe, REM-Schlafstörungen mit phasischen „REM-twitches" oder der REM-Behavior-Disorder (RBD). Während der RSBD können Patienten im REM-Schlaf ausgeprägte motorische Phänomene bis hin zu Selbstverletzungen erleiden. Weitere Differentialdiagnosen nächtlicher motorischer Phänomene sind die nächtliche paroxysmale Dystonie, sowie nächtliche epileptische Anfälle.

Beispiele für schlafpolygraphische Aufzeichnungen von Patienten mit RLS sind in Abb. 6.2–6.4 dargestellt.

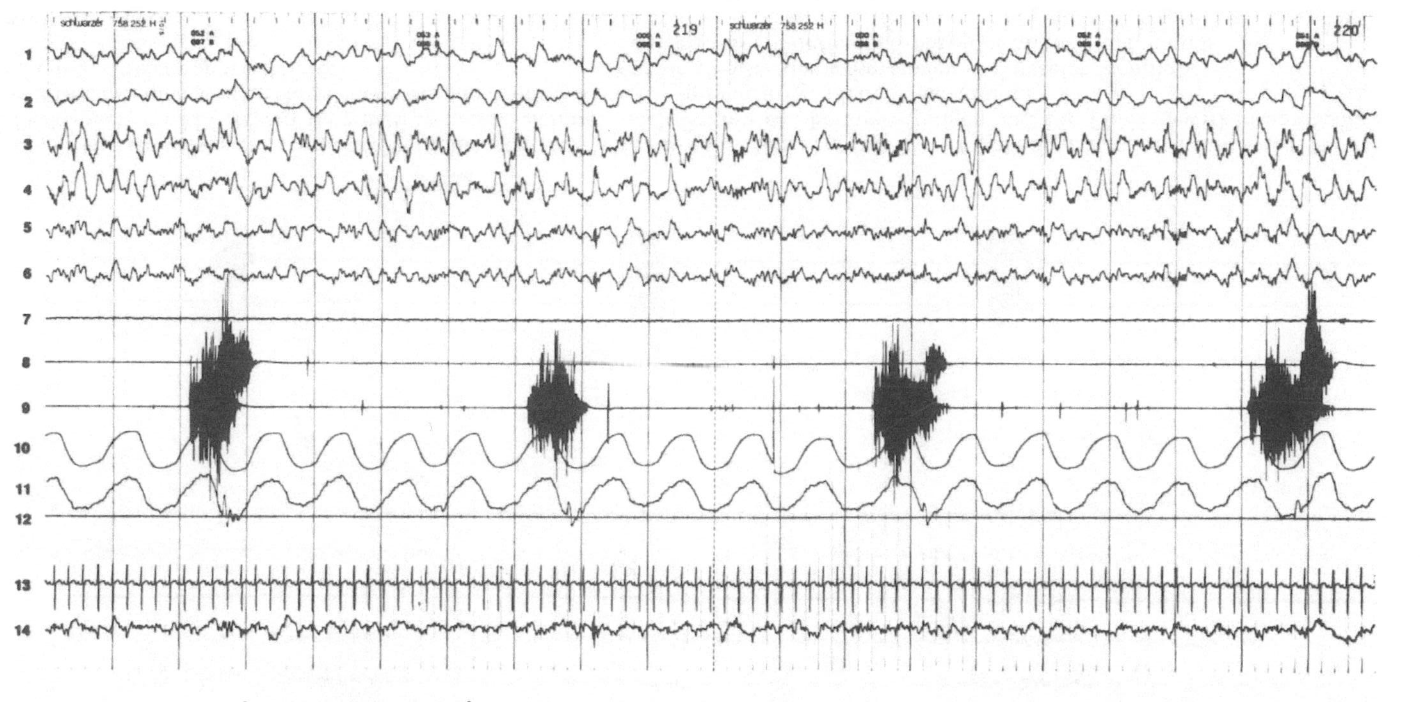

Abb. 6.2. Ausschnitt aus einer polygraphischen Schlafregistrierung eines Patienten mit RLS. Charakteristisch sind die Oberflächen-EMG-Aktivierungen durch PLMS. Dabei zeigt sich keine resultierende Reaktion im EEG, die PLMS bewirken in diesem Fall keine Schlafunterbrechung

Kanal 1,2: Registrierung der Augenbewegungen, EOG
Kanal 3–6, 14: EEG, (C4–A1, C3–A2, O2–A1, C3–C4)
Kanal 7: Oberflächen-EMG des Kinns
Kanal 8–9: Oberflächen-EMG des M. tib. ant. re und li
Kanal 10–11: nasaler Atemfluß und thorakale Atemexkursion
Kanal 12: nicht belegt
Kanal 13: EKG

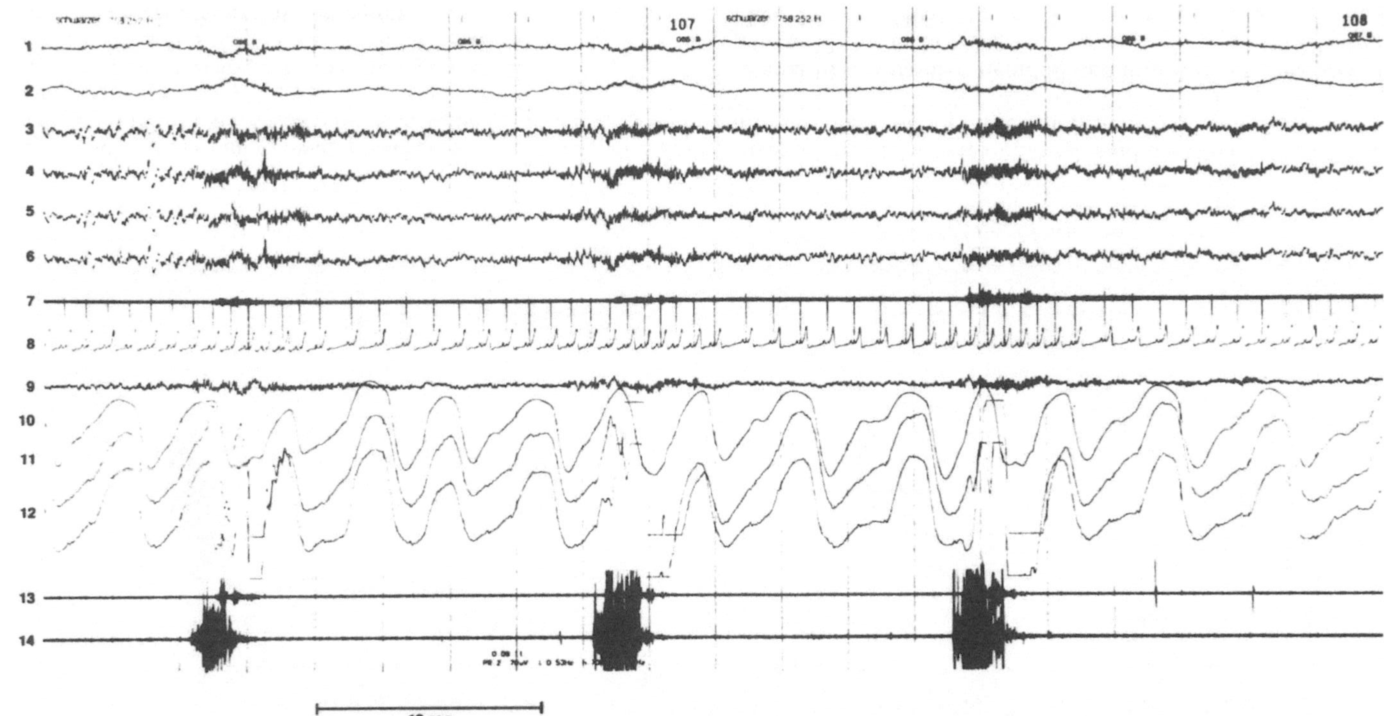

Abb. 6.3. Ausschnitt aus einer schlafpolygraphischen Aufzeichnung eines Patienten mit RLS und häufigen Arousal-Reaktionen. Die Arousal-Reaktionen im EEG treten innerhalb weniger Sekunden nach Beginn der Beinbewegungen auf. Die PLMS bewirken aus Schlafstadium 2 heraus eine wenige Sekunde andauernde Arousal-Reaktion mit nachfolgendem Schlafstadium 1

Kanäle 1–7: Belegung wie Abb. 6.2
Kanal 8: EKG
Kanal 9: EEG
Kanäle 10–12: Atemexkursionen und nasaler Atemfluß
Kanäle 13–14: Oberflächen-EMG des M. tib. ant. re und li

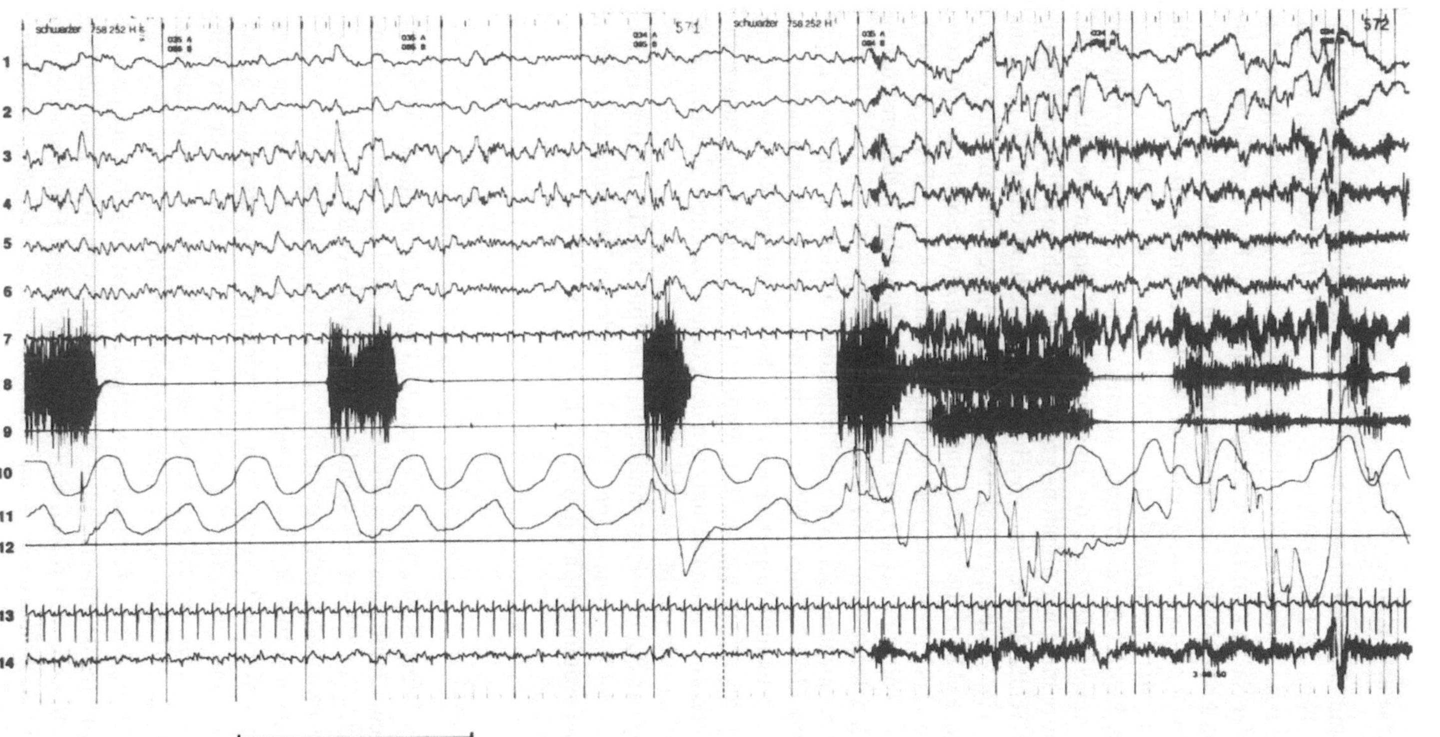

Abb. 6.4. Ausschnitt aus einer polygraphischen Schlafregistrierung eines Patienten mit RLS. Charakteristisch sind die Oberflächen-EMG-Aktivierungen durch PLMS. Dabei zeigt sich durch die PLMS bedingt eine Weckreaktion im EEG, die zum Erwachen des Patienten führt. Kanalbelegung wie in Abb. 6.2

6.1.3 Periodic Limb Movement Disorder (PLMD)

PLMS können mit einem RLS assoziiert sein, aber auch ohne RLS als sog. PLMS-Syndrom oder *Periodic Limb Movement Disorder (PLMD)* beobachtet werden. Dabei verspüren die Patienten keine *subjektiven Beschwerden* beim Einschlafen oder während der Nacht, können aber wegen des durch die PLMS gestörten Schlafes mit häufigen Arousals über Tagesmüdigkeit klagen. Coleman et al. (1983) fanden bei 13% der Patienten mit chronischer Insomnie ein PLMD-Syndrom. Die Häufigkeit der PLMS nimmt mit dem Alter zu (Edinger et al. 1992).

Die *Diagnose PLMD* kann demzufolge nur aus der Schlafableitung gestellt werden. Patienten mit PLMD zeigen oft eine maximale Frequenz der PLM in der ersten Nachthälfte mit einer Abnahme gegen Morgen, während PLM als Begleitphänomen bei Schlaf-Apnoe eine gleichmäßige Verteilung der PLM-Frequenz über die Nacht zeigt (Culpepper et al. 1992). Schlafstörungen, die mit einer erhöhten Anzahl von PLMS einhergehen, sind das Schlaf-Apnoe-Syndrom (Ancoli-Israel et al. 1985), Patienten unter Behandlung der Schlaf-Apnoe (Fry et al. 1989), die Narkolepsie (Culpepper et al. 1992) und die REM-Schlaf-Verhaltensstörung (RBD) (Schenck u. Mahowald 1990).

Bei einer Untersuchung chronisch schlafgestörter Patienten zeigte sich, daß unabhängig vom Alter Patienten mit einem pathologischen klinisch-neurologischen Befund signifikant häufiger PLMS in der PSG aufwiesen als Patienten mit normalem neurologischem Befund. Die Autoren interpretieren eine zusätzliche neurologische Erkrankung unabhängig von der exakten Diagnose als einen „Risikofaktor", PLMS zu entwickeln (Mc Call et al. 1991).

Die Behandlung des PLMD erfolgt ähnlich der Therapie des RLS mit dopaminergen Substanzen oder Benzodiazepinen. Eine Kontrolle des Therapieerfolges kann nur durch die Polysomnographie gewährleistet werden.

6.1.4 Schlafprofil beim RLS

Das typische Schlafprofil eines Patienten mit RLS zeigt eine deutliche Änderung der Schlafstadienzusammensetzung im Vergleich zum Schlafgesunden. Während der normale Schlaf in Zyklen von 90 min abläuft, ist dieser Rhythmus bei RLS-Patienten meist vollständig aufgehoben. Durch das häufige Auftreten von PLMS mit Weckreaktionen (Arousals) im EEG wird der Schlaf immer wieder unterbrochen. Es findet sich eine Zunahme von zahlreichen Wachphasen und Schlafstadien 1 und 2, Tiefschlafstadien 3 und 4 werden oft nur selten oder gar nicht erreicht, die REM-Latenz ist verlängert, die Gesamt-REM-Schlafdauer vermindert (Coccagna u. Lugaresi 1982). Diese Veränderungen treten vor allem im ersten Drittel der Nacht auf. Die Schlafeffizienz (= Schlafzeit/Zeit im Bett) wird dadurch erheblich vermindert, ist teilweise unter 50% gegenüber Gesunden reduziert. Bei Patienten mit schwerem RLS finden sich neben einer *langen Einschlaflatenz vermehrte Wachphasen, Schlafstadien 1 und 2 vermehrt und ein deutlich verminderter oder fehlender REM-Schlaf und Tiefschlaf.*

(Beispiele von normalen Schlafprofilen und Schlafprofilen von RLS-Patienten sind in Abb. 6.5–6.7 dargestellt.)

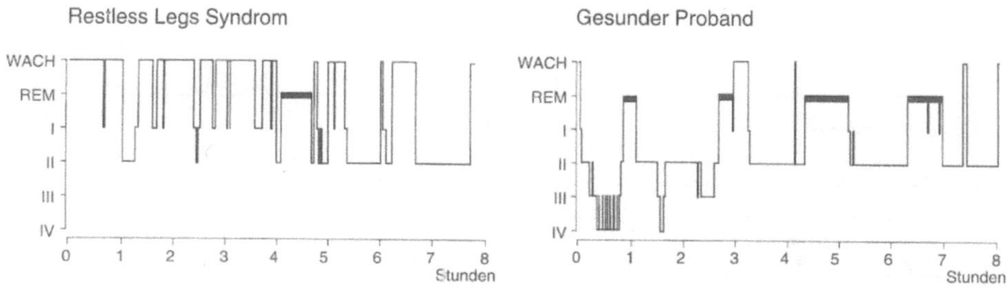

Abb. 6.5. Schlafprofil eines Patienten mit mäßig ausgeprägtem RLS im Vergleich zum Schlafprofil eines gesunden Probanden mit den Schlafstadien I–IV, REM und Wachphasen. Beim RLS zeigt sich eine Häufung von zahlreichen Wachphasen, wenige REM-Phasen, eine Verminderung bzw. Fehlen von Tiefschlaf (3 und 4). Der gesunde Proband zeigt regelmäßige, in etwa 90minütigen Abständen wiederkehrende Schlafzyklen und eine Zunahme des REM-Schlafes in der zweiten Nachthälfte

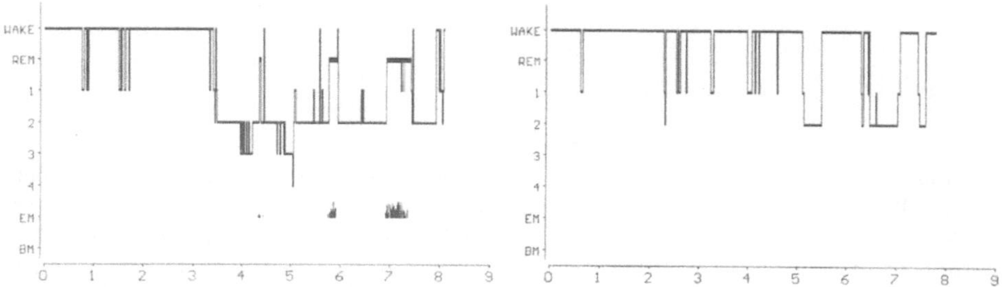

Abb. 6.6 *(links)*. Schlafprofil einer 37jährigen Patienten mit ausgeprägtem familiärem RLS und vor allem Einschlafstörungen. Die Patientin ist in der ersten Nachthälfte fast durchgehend wach, zeigt wenig Tiefschlaf und eine verlängerte REM-Latenz (Zeitdauer bis zum ersten Auftreten von REM-Schlaf in einer Nacht)

Abb. 6.7 *(rechts)*. Schlafprofil eines 62jährigen Patienten mit familiärem RLS und ausgeprägten Ein- und Durchschlafstörungen. Es werden nur wenige Schlafphasen erreicht, Schlafeffizienz unter 25%, kein REM-Schlaf, kein Tiefschlaf. Es liegt ein schweres RLS vor

6.2 Aktigraphie

Alternativ zur zeitlich und personell aufwendigen Methode der Polysomnographie gewann die Aktigraphie zunehmend Stellenwert in der Diagnostik von Schlafstörungen (Sadeh et al. 1995). Der Aktigraph basiert auf einem Miniatur-Akzelerationssensor, der physikalische Bewegung (Beschleunigung) in numerische Einheiten umsetzt. Diese numerischen Einheiten werden in bestimmten Zeitintervallen, z.B. alle 10 Sekunden, gesammelt und abgelesen und zu Epochen zusammengezählt. Diese gesammelte Information wird im Gerät gespeichert, bis sie über einen Computer abgelesen und ausgedruckt oder weiterverarbeitet wird.

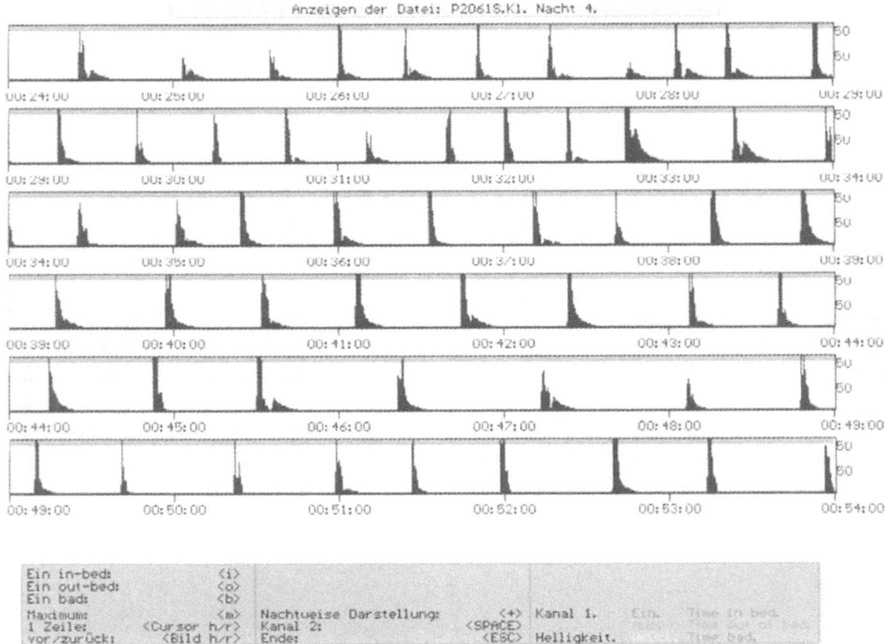

Abb. 6.8. Aktimetrische Registrierung der Beinbewegungen eines 60jährigen männlichen RLS-Patienten. Die Abbildung zeigt 30 Minuten (zwischen 00:24 und 00:54) der vierten Nacht einer vom Patienten zuhause selbst durchgeführten Messung. Von der beidbeinig durchgeführten Messung ist nur die Ableitung des rechten Beines dargestellt. Deutlich erkennbar sind die kurzen, periodisch auftretenden Beinbewegungen (PLM), deren Abstände im Laufe der 30 Minuten nur geringfügig zu- und wieder abnehmen

Die meisten Aktimeter sind in Größe und Form einer Armbanduhr gleich, werden um Handgelenk oder Fußgelenk befestigt und nehmen Bewegungen meist über mehrere Tage auf.

Zur Beantwortung *spezifischer Fragestellungen* in der *Schlafdiagnostik* sind jedoch unterschiedliche Meßmethoden erforderlich. Die derzeitigen Anwendungsgebiete der Aktigraphie in der Schlafmedizin und ihre unterschiedlichen Techniken sind bei Sadeh et al. (1995) zusammengefaßt.

In der Diagnostik des RLS wird die *Aktimetrie zur Erfassung periodischer Beinbewegungen* eingesetzt. Ein hierfür speziell konstruiertes Aktimeter kann über einen Bewegungsaufnehmer periodische Beinbewegungen registrieren und aufzeichnen. Der Bewegungssensor wird mit einem Heftpflaster am Vorfuß befestigt und über ein Kabel mit einem kleinen Gerät (Datenerfassung und -speicherung) in der Größe eines Taschenrechners verbunden.

Dieser *Aktigraph (Movoport)* kann durch eine modifizierte Aufnahmezeit, Aufnahmesignal und einer Abtastrate von 10 Hz (10 Messungen pro Sekunde) PLM gemäß ihrer Definition von anderen Bewegungen unterscheiden und selektiv aufzeichnen. (Technische Details siehe Kazenwadel et al. 1995).

Die *Evaluation* der Methode parallel zur Polysomnographie zeigte eine hohe Zuverlässigkeit der Methode zur Erfassung nächtlicher PLM (Kazenwadel et al.

1995). In einer Therapiestudie wurde die Methode parallel zur polysomnographischen Ableitung der PLM erstmals erprobt (Trenkwalder et al. 1995). Daher wurde diese Methode auch in einer zweiten Studie mit Erfolg als einzige Therapieevaluation eingesetzt (Trenkwalder et al. 1997b, siehe Kapitel 11.1.3).

Nach einer 2stündigen Trainingsphase können auswertende Untersucher mit Hilfe einer automatischen Auswerte-Software eine hohe Übereinstimmung erzielen.

Im Gegensatz zur Polysomnographie können Patienten das Aktimeter *ambulant* nutzen und der Schlaf kann auch über mehrere Nächte zu Hause untersucht werden. Damit werden die Schlafgewohnheiten der Patienten teilweise wirklichkeitsgetreuer wiedergegeben als im Schlaflabor. Die Aktigraphie kann jedoch die Messung der Schlafstadien und respiratorischer Parameter nicht ersetzen, so daß bei Fragestellung einer Schlaf-Apnoe weiterhin eine Polysomnographie notwendig ist.

6.3 Periodische Beinbewegungen im Wachzustand

6.3.1 Klinisches Erscheinungsbild

Um unwillkürliche Beinbewegungen im Wachzustand erfassen und messen zu können, werden Patienten mit RLS gebeten, in einem bequemen Lehnsessel, der gering nach hinten gekippt wird, Platz zu nehmen. Die Beine können dabei leicht hochgelagert werden. Nach dem Anbringen von Oberflächen-EMG-Elektroden werden die Patienten gebeten, sich zu entspannen und eine ihnen bequeme Körperhaltung einzunehmen. Meist nach zehn bis zwanzig Minuten berichten die Patienten, daß erste unangenehme Symptome an den Beinen auftreten. Im folgenden treten fast immer motorische Phänomene auf, ähnlich Myoklonien oder Dyskinesien (Boghen u. Peyronnard 1976; Montplaisir et al. 1985; Hening et al. 1986; Lugaresi et al. 1986; Walters et al. 1988a; Montplaisir u. Godbout 1989; Pelletier et al. 1992; Pollmächer u. Schulz 1993; Trenkwalder et al. 1993, 1996a). Die Patienten selbst schildern, daß sie die scheinbar spontan auftretenden Beinbewegungen im Wachen nur durch aktive Bewegung der betroffenen Extremität beeinflussen können. Das Auftreten dieser Muskelaktivität sei mit einem unangenehmen Gefühl der Beine und einem Bewegungsdrang verbunden. Die Beinbewegungen können im Wachzustand periodisch oder aperiodisch auftreten (Hening et al. 1986; Pelletier et al. 1992). Sie umfassen Kontraktionen der Beinmuskulatur, die charakteristischerweise mit einer ein- oder beidseitigen Beugung im Knie- und Sprunggelenk, manchmal auch im Hüftgelenk einhergehen, vergleichbar des „tripel-flexion-reflex“ (Hening et al. 1986) und nur selten eine Extension in diesen Gelenken zeigen. Diese Bewegungen treten ausschließlich nach einer Entspannungsphase von mindestens 10–20 min. auf, sind meist nicht stimulusabhängig und können durch Veränderung der Körperlage beeinflußt werden. Bei einer aufrechten Körperposition sistieren die Beinbewegungen, während sie im entspannten Sitzen und Liegen wieder auftreten. Der Einfluß der Körperlage auf periodische Beinbewegungen wurde bereits 1986 von Dzvonik et al. beschrieben.

Während Pelletier et al. (1992) unwillkürliche Beinbewegungen bei RLS-Patienten auch ohne Auftreten sensibler Symptome beschrieben, waren in anderen Untersuchungen (Trenkwalder et al. 1993, 1996a) motorische Phänomene nach Aussagen der Patienten immer mit unangenehmen sensiblen Symptomen oder Bewegungsdrang gekoppelt. Dies würde die Hypothese bestätigen, daß motorische Phänomene wahlweise beim RLS auftreten können, sensible Symptome und der Bewegungsdrang jedoch als obligates diagnostisches Kriterium gelten (siehe Definitionskriterien, Übersicht 2.1).

6.3.2
Messung kortikaler Potentiale bei PLM

Zur Frage einer primär kortikalen Entstehung der Beinbewegungen wurden Untersuchungen von EMG und gleichzeitigen EEG-Ableitungen durchgeführt (Polygraphie).
Es wurden 13 Patienten mit RLS untersucht, während sie in einer Entspannungssituation PLM im Wachen entwickelten.

Zur *Analyse der kortikalen Aktivität* vor Beginn einer EMG-Aktivität, d.h. vor Beginn der periodischen Beinbewegung, erfolgte eine Mittelung der EEG-Signale, ein sogenanntes „Averaging". Dabei wurden die einzelnen motorischen Epochen visuell ermittelt und ein Marker auf den Beginn der EMG-Aktivität gesetzt. Es wurden jeweils Epochen von 2000 ms vor und 500 ms nach Beginn der Muskelaktivität im EEG gemittelt, um ein eventuell vorhandenes Bereitschaftspotential vor Beginn der motorischen Aktivität zu ermitteln.

Das *Bereitschaftspotential (BP)* (Deecke u. Kornhuber 1978; Neshige et al. 1988) setzt sich aus einer langsam ansteigenden, symmetrischen Komponente, die 1–2 s vor der Muskelaktivität beginnt, und einer steil ansteigenden späten Komponente ca. 450 bis 550 ms vor Beginn der EMG-Aktivität zusammen. Für die Auswertung des Bereitschaftspotentials der PLM werden der Beginn der frühen Komponente des BP, der Beginn der späten Komponente (NS') sowie die Amplituden bezogen auf die Baseline zum Zeitpunkt N0 (Beginn der EMG-Aktivität) und zum Zeitpunkt NS' (= Übergang der frühen zur späten Komponente) gemessen.

Von den 24 abgeleiteten EEG-Kanälen werden C4, Cz, Fz, Pz und C3 in die weitere Auswertung eingeschlossen, da sich hier das Signal am deutlichsten abzeichnet. Nach Auswertung und Mitteilung der Ergebnisse von 13 Patienten zeigt sich *keine* den Beinbewegungen vorangehende *kortikale Aktivität* vor Beginn der EMG-Aktivität der RLS assoziierten rechtsseitigen, linksseitigen und bilateralen periodischen Beinbewegungen (Abb. 6.9).

Simulation von Flexionsbewegungen – willkürliche Aktivität. Anschließend wurden die Patienten gebeten, ihre Beinbewegungen selbst zu imitieren. Bei dieser Simulation von schnellen Flexionsbewegungen im Sprunggelenk ähnlich den PLM zeigten sich sowohl bei den 13 Patienten als auch bei den 5 Kontrollpersonen ein deutliches Bereitschaftspotential im Grand Average über den Ableitungen C4, Cz, Fz und C3 mit maximaler Amplitude über Cz und Pz. Beide Gruppen zeigten einen beidseitigen symmetrischen, langsamen Anstieg des BP sowie eine ipsilaterale Betonung der steilen NS'-Komponente (Abb. 6.10 und 6.11).

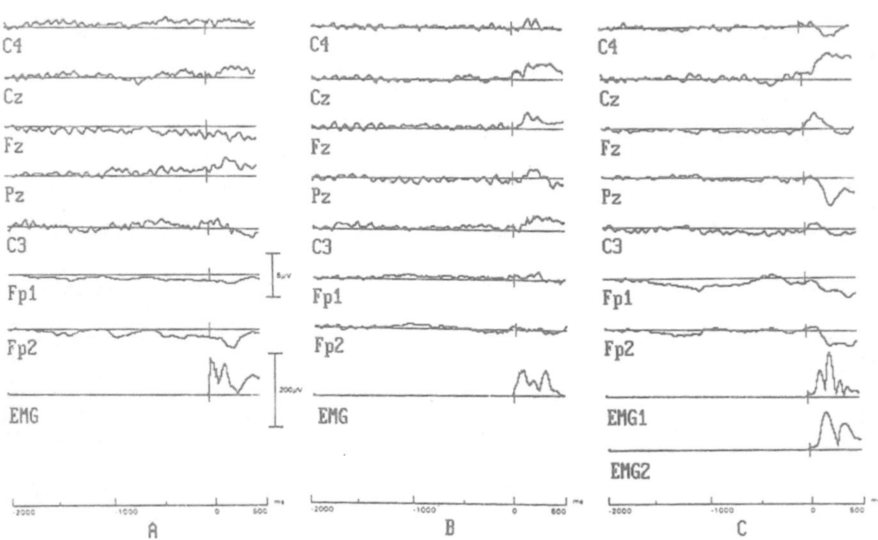

Abb. 6.9. Darstellung der fehlenden kortikalen Aktivität in einer polygraphischen Ableitung 2000 ms vor Beginn der unwillkürlichen Beinbewegungen (PLM) bei RLS-Patienten (n = 13).
C4–Fp2: EEG-Ableitungen, EMG 1–2: Ableitung von Oberflächen-EMG am M. tib. ant.
A = rechtsseitige, B = linksseitige, C = beidseitige Beinbewegungen

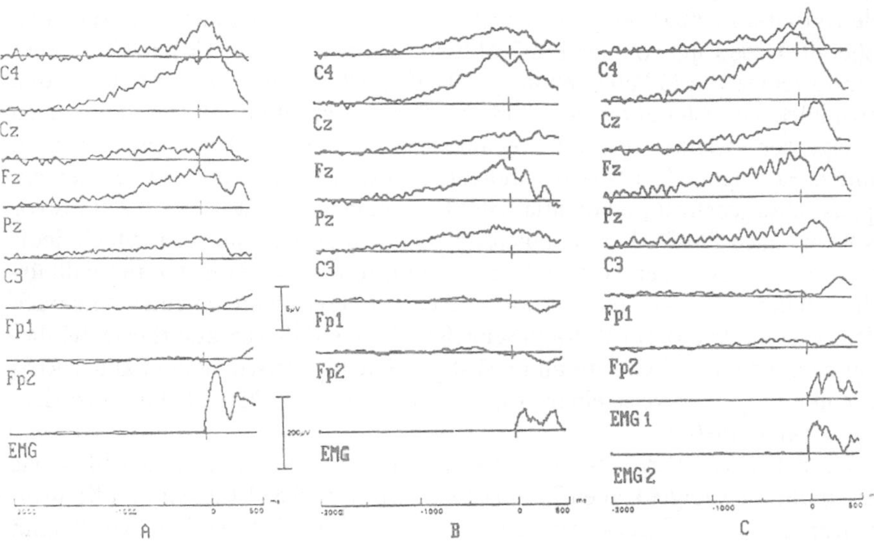

Abb. 6.10. Darstellung eines Bereitschaftspotentials bei RLS-Patienten vor Beginn der EMG-Aktivität nur bei den willkürlichen Beinbewegungen, maximale Amplituden in Cz, Fz und Pz.
C4–Fp2: EEG-Ableitungen, EMG 1–2: Ableitung von Oberflächen-EMG am M. tib. ant.
A = rechtsseitige, B = linksseitige, C = beidseitige Beinbewegungen

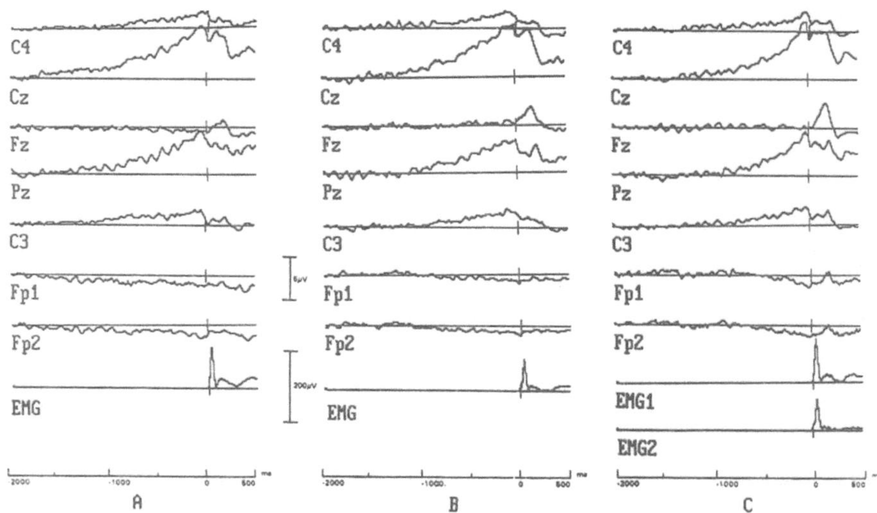

Abb. 6.11. Darstellung eines Bereitschaftspotentials bei gesunden Kontrollen 2000 ms vor Beginn der EMG-Aktivität bei den willkürlichen Beinbewegungen, maximale Amplituden in Cz, Fz und Pz.
C4–Fp2: EEG-Ableitung, EMG 1–2: Ableitung von Oberflächen-EMG am M. tib. ant.
A = rechtsseitige, **B** = linksseitige, **C** = beidseitige Beinbewegungen

Bereits Lugaresi und Mitarbeiter (1986) zeigten, daß bei einem Grand Average des EEGs vor Beginn der PLM-Aktivität im Schlaf bei drei Patienten keine kortikale Aktivität meßbar war. Dies entspricht dem Ergebnis obiger Untersuchung, wobei sich 2000 ms vor der EMG-Aktivität *keine* kortikale Aktivität in einem Grand Average von 13 Patienten mit je 50–70 Epochen zeigte. Dies spricht für den unwillkürlichen Charakter der PLM, in Übereinstimmung mit der subjektiven Aussage der Patienten, diese Bewegungen nicht steuern oder unterdrücken zu können. Hening et al. (1990a, b) fanden bei 6 RLS-Patienten mit Dyskinesien ein biphasisches „cortical prepotential", das bei einem Grand Average ca. 750 ms vor bis 90 ms nach EMG-Aktivität ableitbar war. Dies unterschied sich jedoch deutlich von dem kortikalen Potential, das bei Kontrollen und Patienten mit willkürlichen Beinbewegungen meßbar war und einem Bereitschaftspotential entsprach (Hening et al. 1990b). Die Autoren schließen daraus, daß RLS-assoziierte Beinbewegungen unwillkürlich sind und das abgeleitete biphasische Potential der RLS-Patienten möglicherweise einer Projektion eines subkortikalen Fokus entspricht (Hening et al. 1990a).

Der statistische Vergleich der Onset-Zeiten des frühen und späten BP sowie der Amplituden zeigte keinen Unterschied zwischen RLS-Patienten und Kontrollen. Daraus folgt, daß RLS-Patienten eine normale, kortikale Aktivität vor Beginn willkürlicher Beinbewegungen aufweisen (Trenkwalder et al. 1993). Dies spricht auch gegen eine neurophysiologisch relevante Störung der Basalganglien bei RLS-Patienten, die zu einer Veränderung des Bereitschaftspotentials führen kann, wie dies z.B. bei Patienten mit M. Parkinson gezeigt wurde (Deecke et al. 1977; Shibasaki et al. 1978; Dick et al. 1989).

6.3.3
Neurophysiologische Charakteristika der PLM im Wachen

Zur Charakterisierung der einzelnen Beinbewegungen wurden jeweils ihre Dauer, die absolute Häufigkeit und die Frequenz pro Stunde ermittelt. Weiterhin wurde die relative Häufigkeit, mit der ein Muskel als erster aktiviert wurde, ermittelt.

Bei 18 RLS-Patienten wurde mit Oberflächenelektroden vom M. biceps femoris, quadriceps fem., tib. ant. und gastrocnemius beidseits abgeleitet.

Die mittlere *Dauer der Muskelkontraktionen* der Beine variierte zwischen 0,17 s und 16 s. Die Dauer der Muskelkontraktionen wurde für jeden der 8 abgeleiteten Muskeln separat bestimmt und die jeweilige mittlere Dauer der Kontraktion sowie Minimum und Maximum errechnet. Die höchste Frequenz war 389 PLM/h im M. bizeps femoris, die niedrigste 121 PLM/h im M. tib. ant. Es wurde pro Patient der jeweils am häufigsten sich kontrahierende Muskel berechnet. Dies war bei 13 Patienten der M. tib. ant, bei 4 Patienten der M. quadrizeps femoris und bei einem Patienten der M. biceps femoris.

Die Lokalisation der Beinbewegungen und ihrer Muster variierten stärker interindividuell als intraindividuell. Per definitionem wurde für die Untersuchung von konstanten, intraindividuellen Mustern eine zumindest 80%ige Übereinstimmung der elektromyographisch meßbaren Ausbreitungsmuster gefordert. Bei 7 von 18 Patienten traf dieses Kriterium zu, bei den verbleibenden 11 Patienten zeigten sich eine zu große Variabilität der Ausbreitungsmuster oder Latenzen über 100 ms bei der Fortleitung der Muskelaktivität, so daß kein konstantes Ausbreitungsmuster erkannt werden konnte.

Bei 6 der 7 Patienten, die die oben genannten Kriterien erfüllten, begann die EMG-Aktivität im L3/L4-Segment, insbesondere im M. quadriceps femoris mit einer Ausbreitung nach kaudal oder zur kontralateralen Seite. Ein Patient zeigte eine Ausbreitung von distal nach proximal, ein weiterer ein von rechts nach links wechselndes, alternierendes Ausbreitungsmuster.

Die Latenzen der Ausbreitungszeiten der EMG-Muster und die jeweils individuell typischen EMG-Muster sind in Abb. 6.12 dargestellt.

Bei der willkürlichen Simulation der Beinbewegungen zeigte sich kein konstantes, typisches Ausbreitungsmuster, sondern die vom Patienten erbetene Kontraktion des M. tib. ant. rechts mit teilweise Ko-Kontraktion des M. gastrocnemius oder M. quadriceps femoris rechts.

Bei obiger Untersuchung wurden nur periodisch auftretende Beinbewegungen mit einer Dauer der EMG-Aktivität von <5 s ausgewählt; diese Definition entspricht den Kriterien für PLM von Coleman (1982), der PLM zwischen 0,5 und 5 s Dauer definierte. Damit entsprachen die gemessenen PLM im Wachen nach elektrophysiologischen Parametern den PLMS im Schlaf.

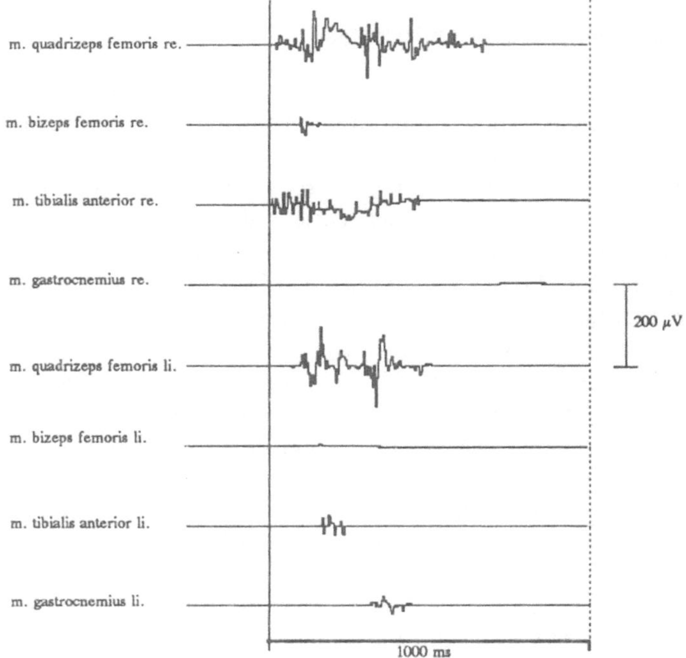

Abb. 6.12. Oberflächen-EMG-Ableitung eines Patienten mit myoklonischen periodischen Beinbewegungen im Wachen. Die unwillkürliche motorische Aktivität (Dauer: 0,67 s) beginnt im rechten M. quadriceps femoris und breitet sich mit Latenzen von wenigen Millisekunden auf den rechten M. tib. ant. aus

6.3.4 Ätiologische Zuordnung periodischer Beinbewegungen im Wachen – spinale Ausbreitungsmuster?

Die klinische und elektrophysiologische Variationsbreite unwillkürlicher Beinbewegungen beim RLS im Wachen reicht von kurzen, nur bis zu 200 ms andauernden Kontraktionen (siehe Abb. 6.13) bis zu dyskinesieartigen Phänomenen, die im Einzelfall bis zu 15 s andauern können und aus repetitiven Kontraktionen bestehen. Dabei imponiert jeweils eine intraindividuelle Konstanz der motorischen Phänomene. Die Einordnung in die Gruppe der Myoklonien (Halliday 1967) ist durch die lange Kontraktionsdauer einzelner PLM nicht gerechtfertigt, obwohl spinale Myoklonien mit einer Dauer > 400 ms beschrieben sind (Hopkins u. Michael 1974; Davis et al. 1981; Jankovic u. Pardo 1986). Die Mehrzahl periodischer Beinbewegungen im Wachen bei RLS zählt damit jedoch zu Dyskinesien. Die Ähnlichkeit zu unwillkürlichen, spinal entstehenden, motorischen Phänomenen ist jedoch auch durch die hohe Frequenz (Mittelwert: 244/h) und die Persistenz im Schlaf als PLMS (Pollmächer u. Schulz 1993) bedingt. Die Beobachtung, daß PLM im Schlaf durch spinale Erkrankungen oder lokale spinale Läsionen (Howell et al. 1979) hervorgerufen werden können, mit Remission dieser Erkrankungen auch wieder sistieren und im Schlaf persistieren, spricht für ein zugrunde

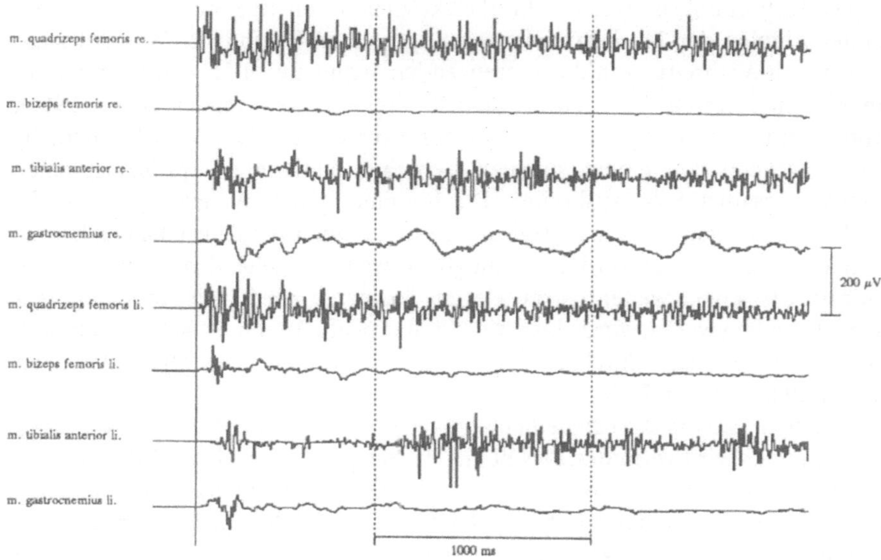

Abb. 6.13. Oberflächen-EMG-Ableitung eines Patienten mit dyskinetischen, teilweise repetitiv-myoklonischen periodischen Beinbewegungen im Wachen. Die unwillkürliche motorische Aktivität (Dauer: 3,37 s) beginnt im rechten M. quadriceps femoris und breitet sich mit Latenzen von wenigen Millisekunden auf den rechten M. tib. ant. und linken M. quadriceps femoris aus

liegendes spinales Phänomen (Yokota et al. 1991). Segmentale Myoklonien führen zu rhythmischen oder arrhythmischen, unwillkürlichen Kontraktionen von Muskelgruppen (Jankovic u. Pardo 1986) und sind durch variable Latenzen zwischen den Muskelaktivitäten sowie durch eine Frequenz von 1–600/min (Silfverskiold 1986) gekennzeichnet. Segmentale Myoklonien persistieren ebenfalls im Schlaf und sind positionsabhängig (Jankovic u. Pardo 1986). Eine Verminderung der Suppression von Interneuronen im Hinterhorn führt dabei zu einer erhöhten Exzitabilität beim segmentalen Myoklonus (Di Lazzaro et al. 1996), ein Mechanismus, der auch beim RLS zu diskutieren wäre. Propriospinale Myoklonien mit einer von einem spinalen Generator ausgehenden langsamen Ausbreitung nach kaudal und rostral traten während Müdigkeit und dem Übergang vom Wachzustand in den Schlaf auf und führten zu schweren Schlafstörungen. Im Gegensatz zu den PLM sistierten diese Myoklonien jedoch im Schlaf, obwohl auch hier supraspinale Disinhibitionsphänomene abhängig vom Grad der Wachheit als auslösend für die Myoklonien postuliert wurden (Montagna et al. 1997).

Normale zentrale motorische Leitungszeiten nach Magnetstimulation bei Patienten mit PLM-Syndrom (Smith et al. 1992) bestätigen, daß spinale Systeme trotz ihrer möglichen funktionellen Beteiligung an der Ätiologie von PLM elektrophysiologisch unauffällige Befunde aufweisen. Möglicherweise sind subtilere elektrophysiologische Untersuchungen (Martinelli et al. 1987) während des Auftretens der Störung, wie z.B. der PLM, notwendig, um Unterschiede zu Kontrollpersonen festzustellen.

Das Ausbreitungsmuster der Muskelaktivitäten von RLS-Patienten mit konstanter Abfolge der Muskelaktivierung zeigte einen Beginn im M. quadriceps femoris mit Ausbreitung in die angrenzenden Segmente L4/L5 und S1 mit einer langsamen, spinalen Ausbreitungsgeschwindigkeit (Trenkwalder et al. 1996a). Propriospinale Myokloni wurden von Chokroverty et al. (1992) beschrieben, die sich ausgehend von einem spinalen Generator entlang der propriospinalen Fasern langsam (5m/s) ausbreiten. Die für eine spinale Ausbreitung typische Fortleitung von kaudal nach rostral, und nicht nur von rostral nach kaudal konnte ebenfalls aufgezeichnet werden. Ob möglicherweise ausgehend von einem Generator bei L3/L4 noch weiter rostral gelegene Segmente, z.B. L1 oder thorakale Segmente betroffen waren, wurde bisher nicht überprüft. Anamnestisch und klinisch klagen RLS-Patienten durchaus auch über Dyskinesien oder Myoklonien der Arme und in seltenen Fällen auch des Rumpfes.

Die *Ätiologie periodischer Beinbewegungen im Schlaf (PLMS)* ist derzeit noch unbekannt. Es wird vermutet, daß PLMS als „sleep-related failure of the pyramidal tracts to inhibit spinal cord reflexes" auftreten und damit ein rein schlafbezogenes Phänomen darstellen (Smith 1985, Smith 1987). Dem gegenüber steht das Phänomen der PLM im Wachen, die mit Ausnahme einer größeren Variabilität aller Parameter alle elektrophysiologischen Kriterien der PLMS aufweisen. Somit handelt es sich wahrscheinlich ätiologisch um das gleiche Phänomen, sowohl im Schlaf als auch im entspannten Wachzustand. Das Fehlen einer kortikalen Aktivität weist zumindest auf einen subkortikalen oder retikulären Ursprung hin. Die Ähnlichkeit im Bewegungsablauf mit dem Fluchtreflex, der durch den dorsalen Tractus reticulospinalis moduliert wird, läßt einen pathogenetischen Zusammenhang zu reticulospinalen Systemen vermuten (Yokota et al. 1991, Walters 1995). Das Ausbreitungsmuster und die gemessenen Latenzen zwischen angrenzenden aktivierten Segmenten sowie die rostro-kaudale und kaudal-rostrale Abfolge der Aktivierung deutet ebenfalls auf eine Beteiligung spinaler Systeme hin.

6.4 Neurophysiologische Untersuchungen weiterer, an der Pathophysiologie der PLM möglicherweise beteiligter Systeme

In den vorangegangenen Untersuchungen konnte gezeigt werden, daß die Entstehung der motorischen Aktivität der periodischen Beinbewegungen beim RLS keinem kortikalen Ursprung zuzuordnen ist und sich bisher auch kein Anhalt für eine Pathologie der Basalganglien finden ließ. Subkortikale Strukturen, evt. retikuläre oder spinale Generatoren könnten dem Verteilungs- und Ausbreitungsmuster der motorischen Aktivität entsprechen. Deshalb sollen durch die Messung von Hirnstammreflexen wie dem Blinkreflex oder dem exterozeptiven Reflex des M. temporalis überprüft werden, ob hierbei funktionelle Störungen beim RLS vorliegen.

Des weiteren stellt sich die Frage, ob periphere Funktionsstörungen an der Pathogenese des idiopathischen RLS beteiligt sind. Die Untersuchung des H-Reflexes gibt Auskunft über die Intaktheit des spinalen Reflexbogens der Alpha-Motoneurone.

6.4.1 Messung des H-Reflexes

Der *H-Reflex* ist ein elektrisch ausgelöster Eigenreflex des M. soleus. Er wird in unregelmäßigen Intervallen von 5 bis 20 s durch Stimulation des N. tibialis in der Kniekehle (distale Anode) ausgelöst. Die Reflexantwort wird von Elektroden evoziert, die jeweils in Längsrichtung über dem Muskelbauch des rechten und linken M. soleus in 3 cm Abstand plaziert werden. Dabei wird die geringste Stimulation gewählt, bei der noch eine niedrige, jedoch konstante M-Welle ableitbar ist. Die M-Welle entsteht im EMG durch die direkte Stimulation der Alpha-Motoneuron-Fasern. (Für weitere methodische Details siehe Bucher et al. 1996c.)

Bei einer Untersuchung an 25 Patienten mit idiopathischem RLS, die alle während einer symptomfreien Phase untersucht worden sind, d.h. ohne während der Messung auftretende RLS-Symptome, waren sämtliche Werte der Reflexantworten im physiologischen Bereich. Es zeigte sich keine signifikante Differenz zwischen der rechtsseitigen und linksseitigen Messung, unabhängig auch davon, ob bei diesen Patienten während ihrer RLS-Symptomatik das rechte oder linke Bein betroffen war (Abb. 6.14). Die Latenzen wurden jeweils mit der Kontrollgruppe von Kimura (1984) verglichen. Damit ergab sich bei diesen 25 idiopathischen RLS-Patienten kein neurophysiologischer Hinweis für eine periphere Nervenschädigung, z.B. eine Polyneuropathie, da sämtliche H-Reflexe im Normbereich lagen. Möglicherweise können subklinische polyneuropathische Formen von RLS nur neuropathologisch (Iannaccone et al. 1995) und nicht mit neurophysiologischen Methoden entdeckt werden.

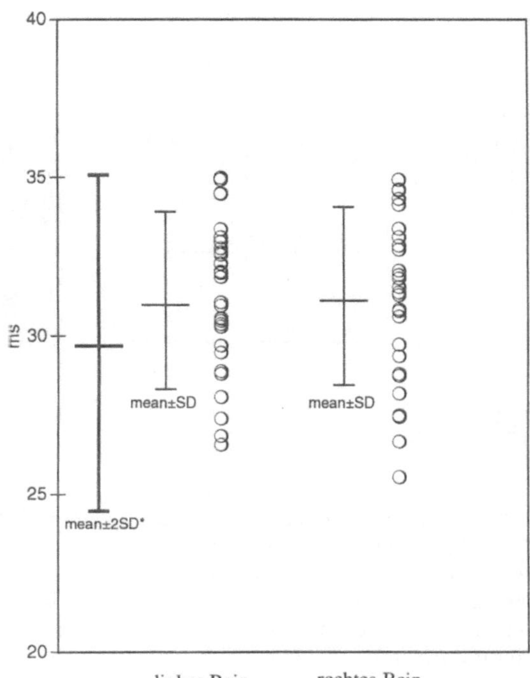

Abb. 6.14. Messung des H-Reflexes bei Patienten mit idiopathischem RLS (n = 25) in einer symptomfreien Phase. Die Latenzen des H-Reflexes sind in ms mit Mittelwert (mean) und Standardabweichung (SD) von 25 Patienten aufgezeichnet und im Vergleich zu den von Kimura (1984) angegebenen Normalwerten (in der Graphik links) von 59 Kontrollpersonen dargestellt

6.4.2
Messung von Blinkreflex und „silent period"

Der *Blinkreflex oder Orbicularis oculi-Reflex* wird einerseits in der Diagnostik von Läsionen des N. facialis (R1-Antwort), andererseits in der Hirnstammdiagnostik (R2-Antwort) angewandt, um pathologisch verzögerte Latenzen beim Auftreten von Hirnstammläsionen unterschiedlicher Genese zu messen (Kimura u. Lyon 1993). Er ist durch einen einzelnen, elektrischen Stimulus über dem Austrittspunkt des rechten und linken N. supraorbitalis (Kathodenplazierung) auszulösen. Die EMG-Antwort wird gleichzeitig vom rechten und linken M. orbicularis oculi abgeleitet.

Es wird die Latenz und Dauer der ipsilateralen frühen R1-Antwort und der ipsilateralen späten R2-Komponente wie auch der späten kontralateralen R2-Antwort gemessen.

Bei 25 untersuchten RLS-Patienten und 15 Kontrollen fand sich eine frühe R1-Antwort, die zwischen 9,78 ms und 12,83 ms nach Stimulation ableitbar war, und eine späte R2- bzw. R2'-Antwort, die zwischen 26,73 ms und 38,55 ms nach Stimulation erfolgte (Abb. 6.15). Die Dauer und Latenzen der R1-, R2- und R2'-Antworten der RLS-Patienten unterschieden sich nicht signifikant von den gemessenen Werten der Kontrollpersonen ($p > 0.05$, t-Test) und entsprachen Normwerten.

Der exterozeptive Reflex des M. temporalis gilt mittlerweile als anerkannte neurophysiologische Methode in der Hirnstammdiagnostik und wird bei unterschiedlichen neurologischen Krankheitsbildern angewandt, unter anderem auch in der Differentialdiagnostik von Kopfschmerzsyndromen (Schoenen et al. 1987; Nakashima u. Takahashi 1991; Schoenen et al. 1993).

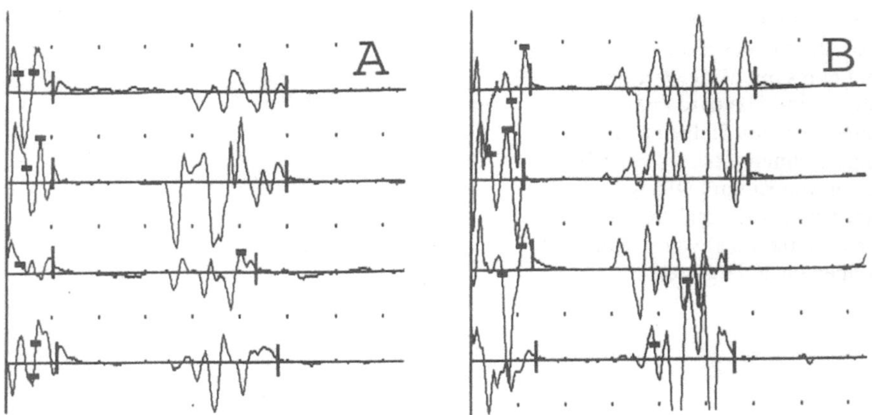

Abb. 6.15. Darstellung der Messung der „silent period" (ES1 und ES2) am Beispiel einer Kontrollperson (**A**) und eines Patienten mit RLS (**B**).
Es wurden jeweils 4 unabhängige Messungen aufgezeichnet und die Latenzen gemittelt. Die Latenzzeit der ES1 (Onset = Beginn der 1. isoelektrischen Linie) und ES2 (Onset = Beginn der 2. isoelektrischen Linie) unterscheiden sich nicht bei dem Patienten und der Kontrollperson

Der exterozeptive Reflex des M. temporalis wird durch eine elektrische Stimulation des N. mentalis (0,2 ms, 8–35 mA) ausgelöst, während der Proband bzw. Patient mit maximaler Intensität für die Dauer von 2 s die Zähne zusammenbeißt. Die Intensität des Stimulus wird annähernd an die zweifache Reflexantwort angepaßt. Um Habituation oder Ermüdung auszuschließen, werden die Stimuli arrhythmisch in unterschiedlichen Intervallen von bis zu 20 s Dauer appliziert. Die Messung der sog. *„silent period"*, d.h. der Unterbrechung der EMG-Aktivität während der Anspannung, teilt sich in eine frühe ES1-Antwort, die mit der muskulären Antwort in Zusammenhang steht und in eine späte ES2-Antwort, die je nach Krankheitsbild variabel sein kann und Rückschlüsse über funktionelle Hirnstammkreisläufe zuläßt. Für das RLS interessiert deshalb die Latenz der ES2-Antwort.

Fünfundzwanzig Patienten mit der Diagnose „idiopathisches Restless Legs Syndrom" wurden untersucht. Während der Untersuchung waren alle Patienten beschwerdefrei bzgl. ihrer RLS Symptome. Alle 25 Patienten zeigten keine weiteren neurologischen Erkrankungen. Die Therapie des RLS wurde jeweils 3 Tage vor der Untersuchung abgesetzt. Fünfzehn Probanden wurden ebenfalls untersucht. Alle Probanden waren klinisch neurologisch unauffällig und litten nicht unter Schlafstörungen oder einer RLS-Symptomatik.

Die Ableitung der „silent period" erfolgte bei 25 RLS-Patienten und 15 Kontrollpersonen mit der gleichen Methode (siehe Bucher et al. 1996c). Bei allen Patienten und Kontrollen fand sich nach elektrischer Stimulation des N. mentalis eine frühe ES1- und späte ES2-Komponente. Die Berechnungen der ES1- und ES2-Latenzen erfolgte jeweils gemittelt von 4 Durchgängen. Die ES2-Komponente variierte erwartungsgemäß interindividuell deutlicher als die ES1-Antwort und betrug zwischen 31,56 ms und 49,74 ms bei den RLS-Patienten und zwischen 30,17 ms und 48,46 ms bei den Kontrollen. Zwischen Patienten und Kontrollen zeigte sich kein signifikanter Unterschied sowohl in der Latenz wie in der Dauer der ES2-Antworten ($p > 0.05$, t-Test). Im *Zeitraum der Symptomfreiheit* ergibt sich somit *keine pathologische Hirnstammfunktion.*

6.5 Zusammenfassung neurophysiologischer Hirnstammuntersuchungen beim RLS und ihre ätiologische Bedeutung

Neurophysiologische Untersuchungen bei Patienten mit RLS- oder PLM-Syndrom sind außerhalb der polysomnographischen Ableitungen nur vereinzelt durchgeführt worden. Bei obigen Patienten mit idiopathischem RLS fanden sich unauffällige Latenzen des Blinkreflexes und der späten Antwort, der ES2, des exterozeptiven Reflexes. Beide Reflexe repräsentieren polysynaptische Hirnstammreflexe, wobei die R2- und R2'-Antworten des Blinkreflexes komplizierte, polysynaptische Wege über die sensible Afferenz des N. trigeminus und die bulbäre und pontine Formatio reticularis bis zum Nucleus facialis zurücklegen (Kimura 1973).

Wechsler und Mitarbeiter (1986) beschrieben bereits unauffällige Komponenten der R1-, R2- und R2'-Antworten bei sechs Patienten mit PLMS-Syndrom, fanden jedoch eine zusätzliche dritte Komponente des Blinkreflexes bei allen sechs Patienten, die bislang weder erklärt noch in weiteren Untersuchungen nachvollzogen werden konnte. Bei keinem der 25 RLS-Patienten obiger Untersuchung zeigte sich jene 3. Komponente, so daß diese Beobachtung derzeit nicht eingeordnet werden kann. Eine mögliche Erklärung liegt in der Abhängigkeit einer sog. R3-Antwort beim elektrisch stimulierten Blinkreflex von der Aufmerksamkeit des Patienten (Rossi et al. 1993).

Wechsler und Mitarbeiter (1986) beschrieben weiterhin zwei Patienten mit einem PLMS-Syndrom, die bei einer Messung des H-Reflexes vom M. flexor hallucis brevis eine vermehrte Exzitabilität zeigten. Die Bedeutung dieser Beobachtung konnte bisher ebenfalls nicht eingeordnet werden (Krueger 1990). Eine erhöhte Exzitabilität würde insbesondere durch die Messung der „silent period" (ES2) hervortreten, die über inhibitorische Neurone des lateralen und/oder medialen Tegmentums geleitet wird (Holstege u. Kuypers 1977). Insbesondere die ES2-Antwort erscheint geeignet, Modulationen der elektrophysiologischen Erregbarkeit durch Schmerzen widerzuspiegeln und ist z.B. beim chronischen Spannungskopfschmerz - auch im schmerzfreien Intervall - in ihrer Latenz vermindert (Schoenen et al. 1993). Im symptomfreien Zustand, in dem obige RLS-Patienten untersucht wurden, zeigte sich keine derartige Modulation der ES2, obwohl alle Patienten in ihrer symptomatischen Phase unter sensiblen RLS-Symptomen litten und einige auch unter schmerzhaften Symptomen der Beine. Es bleibt jedoch offen, wie sich funktionelle Hirnstammreflexe unter der Bedingung des RLS verhalten würden. Eine strukturelle Läsion pontiner oder retikulärer Fasern erscheint jedoch bei normalem Blinkreflex und unauffälliger „silent period" (ES2) unwahrscheinlich. Dies stimmt mit der Untersuchung von Mosko und Nudleman (1986) überein, die bei Patienten mit RLS und PLM-Syndrom unauffällige AEPs (auditory evoked potentials) messen konnten. Somit ergibt sich kein pathophysiologischer Hinweis für eine strukturelle oder auch im symptomfreien Zustand funktionelle Störung im Hirnstamm bei Patienten mit RLS.

Kapitel 7

Zirkadiane Rhythmik des RLS 7

7.1 Messung zirkadianer Rhythmen: Körpertemperatur und Schlaf

Boecker und die Arbeitsgruppe von Badia (1994) untersuchten erstmals die zirkadiane Rhythmik von Patienten mit PLMS-Syndrom mittels einer kontinuierlichen Körpertemperaturmessung. Sie konnten nachweisen, daß die Patienten, die ein „Gruppe-1-Muster" ihrer PLMS, d.h. einen Gipfel ihrer PLMS in der ersten Nachthälfte erreichten, einen normalen oder phasenverschobenen, sog. „phase advanced" Rhythmus der Körpertemperatur entwickelten. Dabei muß jedoch berücksichtigt werden, daß der physiologische Zusammenhang zwischen Körpertemperatur und Schlaf des älteren Patienten (Campbell u. Broughton 1994) sich von dem jüngerer Patienten, die insgesamt mehr Schlaf benötigen, unterscheiden. Weiterhin kann die Chronobiologie des Schlafes (Webb 1994) für Patienten mit RLS und schweren Schlafstörungen nur noch bedingt gelten, da durch die nächtliche Aktivität, evtl. häufiges Aufstehen, die physiologischen Zusammenhänge von verminderter Aktivität, Schlaf, Absinken der Körpertemperatur und hormoneller Regulation, z.B. der Melatoninausschüttung, beeinträchtigt sind.

Die minimale Körpertemperatur sollte zwischen 3 und 4 Uhr morgens liegen und wird durch unterschiedliche äußere Zeitgeber (Aschoff 1979), z.B. den Schlafbeginn, die morgendliche Aufstehzeit und das Alter beeinflußt.

7.2 Korrelation sensibler und motorischer Symptome des RLS mit zirkadianen Rhythmen

Um den *zirkadianen Rhythmus von Patienten mit RLS* zu bestimmen, und die unterschiedliche Ausprägung der Symptome abhängig von der Tageszeit zu erforschen, wurden Patienten über 3 Tage und 3 Nächte bezüglich ihrer Restless Legs Symptomatik untersucht. Dabei wurde ein Suggested Immobilisation Test (SIT) in regelmäßigen Abständen durchgeführt. Die Patienten werden dabei gebeten, sich entspannt hinzulegen und keine willkürlichen Bewegungen auszuführen. Die Dauer des SIT betrug jeweils 1,5 Stunden. In 20minütigen Abständen wurden die Patienten über eine Sprechanlage befragt, wie intensiv ihre RLS-Beschwerden (sensibel und Bewegungsdrang) ausgeprägt seien.

Tagsüber wurde der SIT an allen 3 Tagen jeweils um 9.00, 13.00, 17.00, und 20.00 Uhr durchgeführt. Zwei Nächte wurden mit einer Schlafableitung durchgeführt, die dritte Nacht war eine Schlafentzugsnacht. Während der Schlafentzugsnacht wurde der SIT um 23.00, 2.00 und 5.00 Uhr morgens durchgeführt.

Um *externe Zeitgeber* möglichst konstant zu halten, erhielten die Patienten zu jeweils gleichen Zeiten Frühstück, Mittag- und Abendessen und einen nächtlichen Snack. Coffein, Teein und Alkohol wurden nicht verabreicht.

Tagsüber wurden alle Patienten von 8.00 Uhr morgens bis 20.00 Uhr abends mit Tageslicht untersucht, dann wurde verdunkelt.

Parallel dazu erfolgte die Messung der *Körpertemperatur* kontinuierlich über eine rektale Temperatursonde.

Die *Anzahl der Beinbewegungen* wurde einerseits im Schlaf berechnet, andererseits wurde während den SITs ebenfalls die Gesamtzahl periodischer Beinbewegungen pro Stunde, d.h. der PLM-Index berechnet.

Die *sensiblen Symptome* wurden durch Befragung des Patienten in 20minütigen Abständen während des SIT erhoben. Dabei wurde eine visuelle Analogskala von 0 bis 10 verwendet. „Null" bedeutete „keinerlei RLS Beschwerden", „10" bedeutete „maximale sensible RLS-Beschwerden mit Bewegungsdrang".

Es wurden *acht Patienten* zwischen 43 und 77 Jahre alt mit bereits gesichertem idiopathischem RLS untersucht. Alle Patienten erfüllten die diagnostischen Kriterien des RLS. Die durchschnittliche Erkrankungsdauer lag bei 20 Jahren. Alle Patienten klagten über einen in Ruhe auftretenden ausgeprägten Bewegungsdrang und sensible Symptome. Nur vier der acht Patienten berichteten spontan über motorische Symptome tagsüber in Ruhe, ähnlich Dyskinesien.

In den beiden ersten Nächten, während die Patienten im Schlaflabor schliefen, fand sich ein Anstieg der *PLMS-Frequenz* von 90 PLMS pro Stunde von 23.00 bis 24.00 Uhr und einem Maximum von 95 PLMS/h zwischen 0.00 und 1.00 Uhr. Während der Schlafentzugsnacht wurden im SIT 100 PLM /h zwischen 0.00 und 1.00 Uhr gemessen. Eine kontinuierliche Abnahme der PLM-Frequenz zwischen 1.00 und 10.00 Uhr morgens mit den niedrigsten PLM-Frequenzen zwischen 9.00 und 10.00 Uhr ist aus Abb. 7.2 ersichtlich. Alle Werte entsprachen gemittelten Werten der 8 Patienten.

Die *Anzahl der PLM im Wachen* nahm ebenfalls gegen morgen im Vergleich zur nächtlichen Frequenz ab. Insgesamt fand sich in der Schlafentzugsnacht und während Tag 3 eine gering erhöhte PLM-Frequenz im Vergleich zu den Nächten 1 und 2 und den Tagen 1 und 2.

Insgesamt zeigte sich sowohl für Tag 1 und 2 als auch für Tag 3 ein statistisch signifikanter Unterschied zwischen den morgendlichen SITs und den nachmittäglichen und abendlichen SITs. Ebenso nahm die PLM-Frequenz zwischen dem frühen und späten Nachmittag (13.00–15.00 Uhr gegenüber 17.00–19.00 Uhr) signifikant ($p = 0.037$) zu. Am deutlichsten unterschieden sich der morgendliche SIT (9.00–11.00 Uhr) vom SIT am späten Nachmittag bzw. Abend (17.00–21.00 Uhr).

Die *sensiblen Symptome* verliefen ungefähr parallel zu der PLM-Frequenz. Vor und nach der Schlafentzugsnacht konnte in den subjektiven Einschätzungen des Patienten kein Unterschied gemessen werden. Das Gesamtniveau der sensiblen Beschwerden war in Anbetracht der schweren Ausprägung des RLS bei einigen Patienten eher niedrig und zeigte eine große interindividuelle Variationsbreite. Das Maximum der subjektiven Beschwerden trat eindeutig während des SIT zwischen 23.00 und 1.30 Uhr auf und nahm gegen morgen signifikant ab.

Bei vier von acht Patienten, die ausreichend artefaktfreie Temperaturdaten aufwiesen, zeigte sich ein physiologischer zirkadianer Rhythmus der Körpertemperatur mit einem Temperaturminimum durchschnittlich um 3.30 Uhr. Eine Patientin, die wegen der Schlafstörung regelmäßig zwischen 5.00 und 6.00 Uhr morgens Sporttraining absolvierte, zeigte einen „phase advanced" Rhythmus mit einer minimalen Körpertemperatur bereits um 2.05 Uhr. Abb. 7.1 illustriert beispielhaft den stündlichen PLM-Index eines Patienten für jeweils 3 Tage und Nächte und die individuelle, gemittelte Temperaturkurve über 68 Stunden. Auch hier zeigt sich

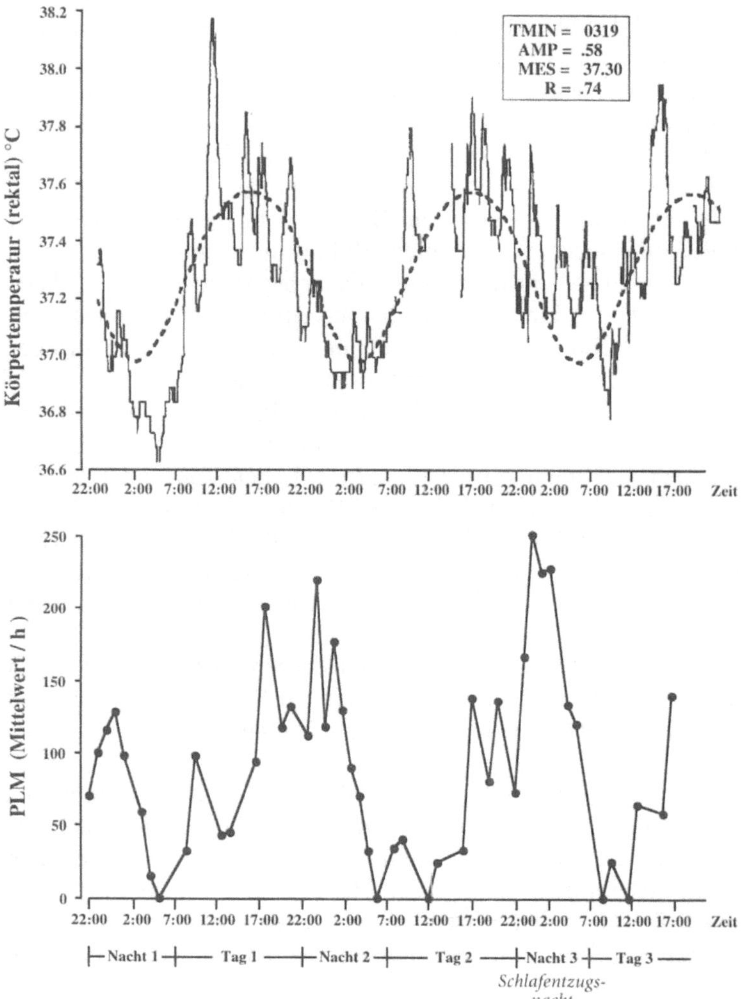

Abb. 7.1. Beispiel der zirkadianen Rhythmik eines Patienten mit idiopathischem RLS. Im oberen Teil der Abbildung sind die über 3 Tage und Nächte gemittelten rektalen Temperaturwerte aufgezeichnet und der Frequenz der PLM im Wachen und Schlaf im unteren Teil der Abbildung gegenübergestellt. Jeweils kurz vor dem Temperaturminimum tritt ein Maximum der PLM-Frequenz sowohl im Schlaf als auch in der Schlafentzugsnacht auf.
TMIN = Zeitpunkt des Temperaturminimums, z.B. 3:19 Uhr
AMP = gemittelte Amplitude der Kurve
MES = Mesor, Mittelwert in Grad Celsius der gemittelten Werte, z.B. mittlere Temperatur von 37,30°C
R = Maß der Qualität der „gefitteten" Kurve

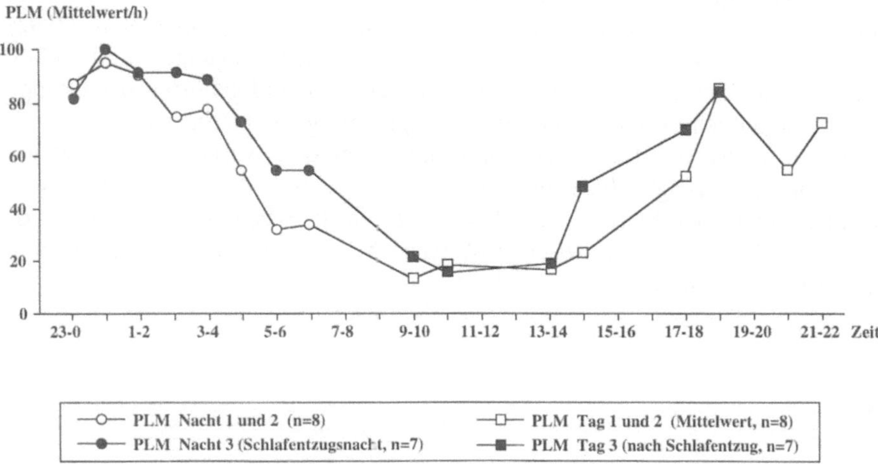

Abb. 7.2. Zirkadianer Rhythmus der PLM idiopathischer RLS-Patienten über 3 Tage und 3 Nächte einschließlich einer Schlafentzugsnacht. Das Minimum der PLM-Frequenz zeigt sich zwischen 9:00 und 13:00 Uhr, das Maximum zwischen Mitternacht und 1:00 Uhr nachts

individuell der Anstieg der PLM-Frequenz tagsüber mit einem Maximum zwischen Mitternacht und 2.00 Uhr morgens und einer nochmaligen Betonung dieser Verteilung in der Schlafentzugsnacht. Der Verlauf der Körpertemperatur scheint invers zur PLM-Frequenz zu verlaufen (Trenkwalder et al. 1997a).
Die Verteilung der periodischen Beinbewegungen im Schlaf wurde bisher nur in wenigen Arbeiten untersucht. Guilleminault und Mitarbeiter (1975) konnten keinen Zusammenhang zwischen der Frequenz und Verteilung der PLM im Schlaf und einer zirkadianen Rhythmik feststellen. Coleman und Mitarbeiter (1980) zeigten, daß *PLM im Schlaf über mehrere konsekutive Nächte intraindividuell stabil* in Anzahl und Verteilung blieben, und daß der Schlaf der Patienten weniger beeinträchtigt war, wenn eine gleichmäßige Verteilung der PLMS über die gesamte Nacht vorlag. Dabei wurden zwei Gruppen unterschieden: Gruppe 1 zeigte eine PLMS-Frequenz mit einem gipfelförmigen Anstieg zu Beginn der Nacht und Frequenzabfall im Laufe der Nacht, Gruppe 2 eine gleichmäßige Verteilung der PLMS über die gesamte Dauer der Nacht.

Montplaisir und Godbout (1989) berichteten über ein unterschiedliches Muster der PLMS bei Patienten mit Narkolepsie und bei Insomniepatienten. Dabei fand sich eine *gleichmäßige Verteilung der PLMS-Frequenz* bei den *Narkolepsiepatienten* ähnlich der Gruppe 2 von Coleman et al. (1980), während Insomniepatienten mit *PLMS-Syndrom* eine kontinuierliche *Abnahme der Frequenz in der zweiten Nachthälfte* aufwiesen. Culpepper und Mitarbeiter (1989) berichteten unabhängig davon ebenfalls über zwei unterschiedliche PLMS-Muster, vergleichbar derer von Coleman et al. (1980). In einer zweiten Studie mit einer größeren Patientengruppe untersuchten Culpepper und Mitarbeiter (1992) die Zuverlässigkeit des PLMS-Musters und insbesondere den Zusammenhang von PLMS-Muster und unterschiedlichen Diagnosen. Culpepper et al. (1992) identifizierten zwei Gruppen von Patienten mit Schlafstörungen und PLMS: Patienten der Gruppe 1 waren durchschnittlich älter und gehörten der Gruppe mit ausschließlich PLMS an. Die zweite Gruppe mit gleichmäßiger PLMS-Verteilung über die Nacht litt zusätzlich an Schlaf-Apnoe oder Narkolepsie und klagte über eine ausgeprägte Tagesmüdigkeit. Die Verteilung des PLMS-Musters in Gruppe 1 entsprach hierbei dem Muster der acht RLS-Patienten, die das Maximum der PLMS-Aktivität zwischen Mitternacht und 2.00 Uhr morgens zeigten (Trenkwalder et al. 1997a).

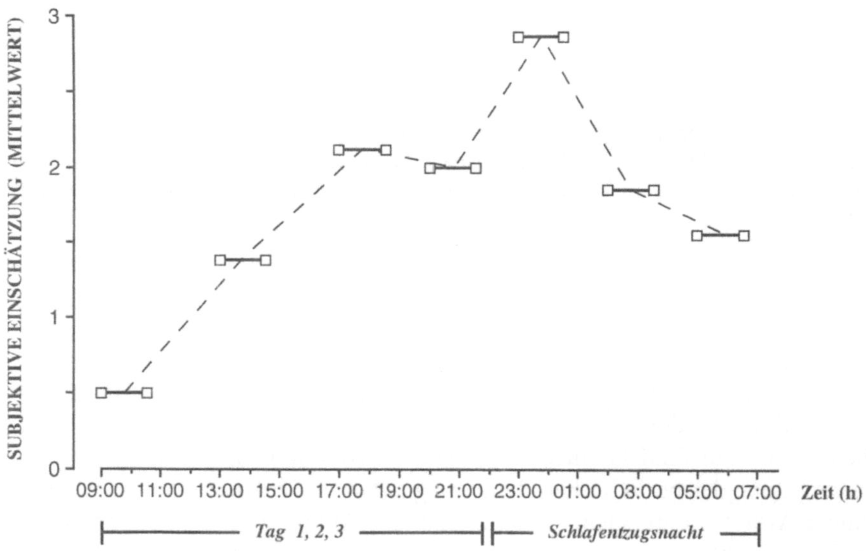

Abb. 7.3. Zirkadiane Rhythmik der sensiblen Symptome idiopathischer RLS-Patienten über 3 Tage und 1 Schlafentzugsnacht in der subjektiven Beurteilung der Patienten, erfragt jeweils während der SIT-Tests.
Die abgebildeten Querstriche stellen den Mittelwert der SITs (Suggested Immobilization Test, Dauer: 90 min) der 3 Tage und der Schlafentzugsnacht dar.
Subjektive Einschätzung: Score 0 = keine Symptome für RLS, Score 10 = maximale Symptome

7.3 Abhängigkeit der RLS-Beschwerden von Schlaf und Müdigkeit

Ergebnisse der Untersuchungen an idiopathischen RLS-Patienten mit einem mittelgradigen bis schweren RLS zeigten über die Dauer von mehr als 3 Tagen und Nächten eine *inverse Korrelation der PLM-Frequenz im Schlaf mit der Körpertemperatur* bei allen Patienten mit validen Temperaturmessungen (Trenkwalder et al. 1997a). Das *Maximum der PLM sowie auch der subjektiven Beschwerden der RLS lag bei allen Patienten durchschnittlich zwischen Mitternacht und 2 Uhr morgens.* Die geringsten Beschwerden und der niedrigste Wert der PLM während des sog. SIT in den Ruhephasen wurden *am Morgen zwischen 9 und 11 Uhr* gemessen. Nach 14 Uhr erfolgte ein kontinuierlicher Anstieg der RLS-Symptomatik bis ca. Mitternacht (Abb. 7.2 und 7.3). Damit ließ sich zeigen, daß der Anstieg der PLM deutlich mehr Tageszeit-korreliert als Schlaf-korreliert ist. Die Kontinuität dieses Musters auch in der Schlafentzugsnacht und am darauffolgenden Tag beweist weiterhin, daß tatsächlich die Tageszeit eine entscheidende Rolle zu spielen scheint. Der Trend der Zunahme der PLM-Frequenz nach der Schlafentzugsnacht war durchgehend vorhanden, jedoch statistisch nicht signifikant nachweisbar. *Müdigkeit nach Schlafentzug scheint die RLS-Symptomatik zu verschlechtern,* das zugrundeliegende zirkadiane Muster jedoch nicht grundlegend zu ändern. Weitere Untersuchungen, die dem gleichen Untersuchungsdesign folgten, konnten zeigen, daß der Bewegungsdrang ebenfalls einem zirkadianen Rhythmus folgt. Dabei konnten die Patienten sich frei bewegen, während ihre Aktivität mit Hilfe eines Aktimeters gemessen wurde. In dieser Untersuchung zeigte der Bewegungsdrang nach der Schlafentzugsnacht unter *Müdigkeit* eine signifikante Zunahme der allgemeinen Aktivität, d.h. eine *Zunahme der Ruhelosigkeit* (Hening et al. 1997). Entsprechend vielen Beobachtungen der Patienten mit RLS könnte dies bestätigen, daß *Müdigkeit RLS-Symptome eher verschlechtert* und zu einer Zunahme der sensiblen, motorischen Symptome und des Bewegungsdrangs führt.

Kapitel 8

Kernspintomographische und weitere bildgebende Untersuchungen bei RLS

8

S. F. Bucher

8.1 Bisherige Untersuchungen und strukturelle Befunde

Neurophysiologische Untersuchungen haben bisher die Periodizität, die Dauer und das Muster der *unwillkürlichen Beinbewegungen* bei RLS-Patienten gezeigt (Hening et al. 1986; Pelletier et al. 1992; Trenkwalder et al. 1993, 1996a). Eine *anatomische Struktur*, die für die unwillkürlichen Beinbewegungen und die sensorischen Mißempfindungen verantwortlich ist, konnte bisher *nicht gefunden* werden. Eine primäre kortikale Beteiligung an der Generation der unwillkürlichen Beinbewegungen konnte durch elektrophysiologische Untersuchungen ausgeschlossen werden (siehe Kapitel 6). Patienten mit RLS zeigten in früheren Fluorodeoxyglucose-Positronenemissionstomographie-(PET)-Untersuchungen einen *physiologischen zerebralen Glucosemetabolismus* im symptomfreien Intervall (Walters et al. 1995b). Eine unauffällige striatale Dopaminrezeptorbindung konnte mittels Fluorodopa-PET bei RLS-Patienten nachgewiesen werden (Walters et al. 1995b).

Der Ursprung der sensorischen Mißempfindungen bei RLS-Patienten ist völlig ungeklärt. Die funktionelle Magnetresonanztomographie (FMRT) bietet neuerdings die Möglichkeit, zerebrale Aktivierung mit hoher örtlicher und zeitlicher Auflösung sichtbar zu machen. Mit dieser Methode können die Aktivierungsmuster bei idiopathischen RLS-Patienten untersucht werden, wobei insbesondere die zerebralen Aktivierungsmuster während der sensorischen Mißempfindungen und den unwillkürlichen Beinbewegungen erfaßt werden können.

Hochaufgelöste Protonen- und T2-gewichtete kernspintomographische Bilder zeigten bei 18 RLS-Patienten keine ernsthaften strukturellen Auffälligkeiten (Bucher et al. 1996c). Die anatomischen MR-Befunde waren für alle Patienten altersentsprechend unauffällig. Zwei Patienten wiesen eine milde, altersbedingte kortikale Atrophie auf. Drei Patienten hatten vereinzelte, kortikale und subkortikale Läsionen in der weißen Substanz. Alle drei Patienten wiesen einen ausgeprägten arteriellen Hypertonus auf, der als kausale Ursache für die kortikalen und subkortikalen Läsionen angesehen werden kann.

Die anatomischen MR-Aufnahmen zeigten also, daß bei RLS-Patienten keine schwerwiegenden Läsionen oder sonstige strukturelle Veränderungen vorliegen. Somit sind *strukturelle zerebrale Veränderungen als kausale Ursache der RLS-Erkrankung auszuschließen.*

Durch den Vergleich mit flußempfindlichen Bildern konnte festgestellt werden, daß die Aktivierung vor allem in der grauen Substanz und in kleinen abfließenden Venen lokalisiert war. Im Vergleich zu den gesunden Kontrollpersonen zeigten sich bis auf die drei Patienten mit den Läsionen bei allen Patienten auf den angiographischen MR-Aufnahmen keine vaskulären Veränderungen. Somit ist eine *vaskuläre Genese* der RLS-Symptomatik eher *unwahrscheinlich.*

8.1.1 Grundlagen der funktionellen Magnetresonanztomographie (FMRT)

Seit etwa fünf Jahren steht neben den etablierten Verfahren (PET, SPECT, MEG, EEG) eine neue Methode zur Messung funktioneller Parameter des Kortex zur Verfügung (Ogawa et al. 1992; Kwong et al. 1992; Frahm et al. 1992; Bandettini et al. 1992). Mittels *funktioneller Magnetresonanztomographie* lassen sich kortikale (Binder et al. 1994; Turner 1994; Bucher et al. 1996a) und subkortikale Reaktionen (Bucher et al. 1995a, 1996b) auf externe Reize mit einer den bisherigen Verfahren überlegenen räumlichen Auflösung bei einer zeitlichen Auflösung von einigen Sekunden bis hin zu Millisekunden messen. Als weitere wichtige Vorteile der funktionellen MRT ist es anzusehen, daß die Untersuchungen auf konventionellen, klinischen MR-Tomographen durchgeführt werden können, und daß keine radioaktiven oder sonstigen Kontrastmittel verwendet werden.

8.1.2 Signalphysiologie in der funktionellen MRT

Aktivitäten des Gehirns gehen mit regional unterschiedlichen Veränderungen von Blutvolumen, Blutfluß und Oxygenierung des Blutes einher (Fox et al. 1988), die mit speziellen Sequenzen in der MRT dargestellt werden können. Bei der funktionellen MRT wird der intrinsische Kontrast von Blut mit unterschiedlichem Sauerstoffgehalt genutzt. Für den auf diesen Effekt basierenden Bildkontrast hat sich die Bezeichnung *BOLD-Kontrast* (Ogawa et al. 1992) eingebürgert (BOLD = *blood oxygenation level dependent*). Während Deoxyhämoglobin eine paramagnetische Wirkung besitzt, verhält sich Oxyhämoglobin diamagnetisch (Pauling u. Coryell 1936). Paramagnetismus bedeutet, daß eine Probe im magnetischen Feld so magnetisiert wird, daß das induzierte Magnetfeld dem Grundfeld parallel überlagert ist. Das Magnetfeld wird also am Ort der Probe verstärkt. Diamagnetismus ist ein Phänomen, bei dem eine Probe im externen Magnetfeld so magnetisiert wird, daß das erzeugte Magnetfeld der Probe zu dem externen Magnetfeld antiparallel ausgerichtet ist. Das Magnetfeld wird am Ort der Probe abgeschwächt. Dabei ist der Effekt des Paramagnetismus um 3–4 Zehnerpotenzen stärker als der des Diamagnetismus. Dies bedeutet, daß paramagnetische Effekte den bedeutend größeren Einfluß auf das MR-Signal haben als diamagnetische Erscheinungen. Bei sinkendem Paramagnetismus steigt die effektive Querrelaxationszeit $T2^*$ (Thulborn et al. 1982), die als charakteristische substanzabhängige Größe die Signalintensität eines MR-Bildes mitbestimmt. Mit stark suszeptibilitätsempfindlichen Pulssequenzen, d.h. Sequenzen, die besonders empfindlich für paramagnetische Effekte sind, können nun Unterschiede der Oxygenierung und somit der Magnetisierung des Blutes in Ruhe und bei Aktivierung des Gehirns gemessen werden.

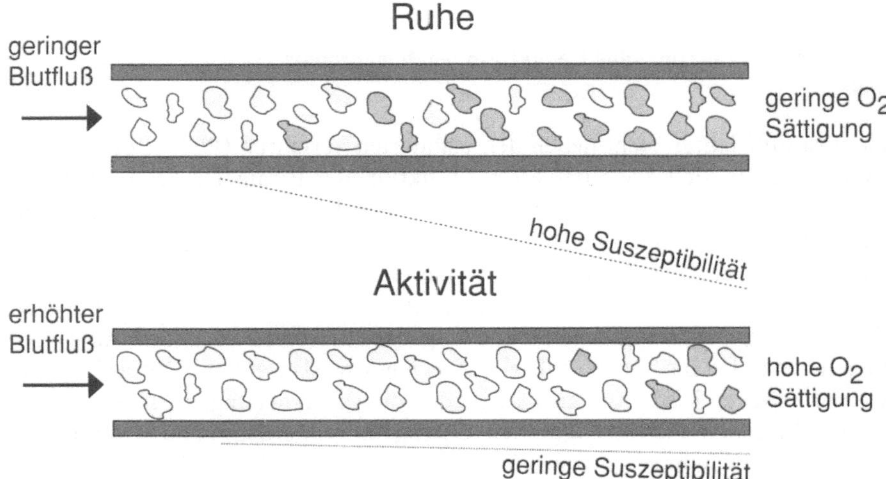

Abb. 8.1. Kapillarer BOLD-Effekt (BOLD = blood oxygen level dependent). Durch erhöhten Blutfluß bei initial konstantem O_2-Verbrauch kommt es zu einer Abnahme des paramagnetischen Einflusses und somit der Suszeptibilität während neuronaler Aktivität. (hell = Oxyhämoglobin, schwarz = Deoxyhämoglobin)

Gekoppelt an *elektrische Erregungsvorgänge* treten im Gehirn eng umschriebene *Änderungen der lokalen Durchblutung* auf. Da bei transient ansteigender Durchblutung der Sauerstoffverbrauch nicht in gleichem Maße steigt (Fox et al. 1988), nimmt aufgrund des überproportionalen Anstieges des Blutflusses stromabwärts im venösen Schenkel der Kapillaren und in den kleinen Venen der relative Anteil an paramagnetischem Deoxyhämoglobin ab (siehe Abb. 8.1). Hieraus folgt, daß die Suszeptibilität und somit der paramagnetische Einfluß sinkt. Infolge dessen nimmt die T2*-Zeit zu, woraus sich letztendliche eine Signalerhöhung in T2*-gewichteten MR-Bildern um einige Prozent ergibt. Das *deoxygenierte* Blut verhält sich also wie *ein endogenes Kontrastmittel.*

8.1.3 Meßmethoden

Zur funktionellen Messung werden prinzipiell zwei verschiedene Sequenztechniken verwendet. Die eine Methode, *FLASH (fast low angle shot),* basiert auf mehreren Hochfrequenzanregungen. Bei der FLASH-Methode ist für jede Zeile der Bildmatrix mindestens eine Hochfrequenzanregung erforderlich. Bei der anderen Methode, *EPI (echo planar imaging),* wird nach einer Hochfrequenzanregung die gesamte Bildmatrix ausgelesen. Hieraus folgt, daß mit der EPI-Methode (ca. 100 ms pro Bild) schneller Bilder gemessen werden können als mit der FLASH-Methode (ca. 2 s pro Bild). Die EPI-Methode hat aber mehrere Nachteile gegenüber der FLASH-Methode:

- Innerhalb eines Bildes besteht eine unterschiedliche Gewichtung, da verschiedene Punkte zu verschiedenen Zeiten nach dem Hochfrequenzimpuls ausgelesen werden (Turner et al. 1991; Shulman et al. 1993; Bucher et al. 1995b)
- Die Ortsauflösung von EPI-Bildern ist im Vergleich zu FLASH-Bildern um den Faktor 4 bis 10 geringer (Bucher et al. 1995b; Bandettini et al. 1992; Frahm et al. 1993; Turner 1994)
- Die FLASH-Methode ist empfindlicher für den intrinsischen BOLD-Kontrast (Frahm et al. 1994; Bucher et al. 1995b)

8.2 Funktionelle Messungen bei RLS-Patienten

8.2.1 Meßparameter

Für die Messungen der RLS-bedingten zerebralen Aktivitätsmuster verwendeten wir auf einem Siemens Vision 1.5 Tesla MR-Scanner die FLASH-Methode, da diese Methode die erforderliche Auflösung und Empfindlichkeit besitzt, um noch eventuell vorhandene Aktivität im Hirnstamm feststellen zu können. Mit der FLASH-Methode (Repetitionszeit TR = 63 ms, Echozeit TE = 30 ms, Voxelgröße = 0,78 x 0,78 x 4 mm, Bandweite = 32Hz/Pixel) wurden sechs Schichten untersucht, die den primären Motorkortex, die Basalganglien, das Kleinhirn, den Thalamus, den Nucleus ruber sowie den Hirnstamm einschlosssen. Es wurde ein kleiner Anregungsimpuls (Flip = 10°) verwendet, um mögliche Inflow-Effekte aus großen Gefäßen als Ursache der Aktivierung zu vermeiden (Frahm et al. 1994).

Flußempfindliche Bilder (TR = 75 ms, TE = 8 ms, Flip = 60°) wurden vor den funktionellen Bildern gemessen, um große Gefäße als Orte der Aktivierung und Fluß als Ursache der Aktivierung auszuschließen. Zur anatomischen Zuordnung der Aktivierung wurden Protonen-und T2-gewichtete Bilder erfaßt (TR = 5400 ms, TE = 14/99 ms, Voxelgröße = 0,65 x 0,45 x 3 mm).
Für weitere Details siehe Bucher et al. 1997b.

8.2.2 Untersuchungsprotokoll und Patienten

Die RLS-Patienten wurden unter folgenden Bedingungen funktionell untersucht:

- In Ruhe ohne RLS-Symptomatik
- Während der *sensorischen Mißempfindungen*
- Während *sensorischer Mißempfindungen und* gleichzeitig auftretenden *unwillkürlichen Beinbewegungen*
- Während der *Imitation der unwillkürlichen Beinbewegungen*

Aufgrund der typischen RLS-Symptomatik ist es nicht möglich, die unwillkürlichen Beinbewegungen isoliert von den sensorischen Mißempfindungen zu betrachten.

Zur Kontrolle wurden bei gesunden Kontrollpersonen ohne neurologische Zeichen unter den folgenden Bedingungen funktionelle Bilder erstellt:

- In Ruhe
- Während der Imitation der unwillkürlichen Beinbewegungen der RLS-Patienten

Die Imitation der unwillkürlichen Beinbewegungen wurde sowohl von den Patienten als auch von den gesunden Kontrollpersonen selbst initiiert.

Für jede Bedingung wurden pro Schicht 16 funktionelle Bilder gemessen. Für die Messungen wurden spezielle Fixationsmethoden angewendet, so daß möglichst keine Bewegungsartefakte auftreten. Diese Bewegungsartefakte sind für funktionelle Messungen sehr kritisch und müssen unter allen Umständen vermieden werden. Für weitere technische Details siehe Bucher et al. 1997a und 1997b.

Zur statistischen Auswertung wurde der Kolmogorov-Smirnov-Test verwendet. Dabei wurden die funktionellen Aktivierungskarten pro Pixel aus der Berechnung der maximalen Differenz zwischen den Verteilungsfunktionen der verschiedenen Meßbedingungen erstellt. Diese D-Werte wurden in einer gelb-roten Farbkarte kodiert, wobei nur solche D-Werte oberhalb einer Schwelle von $p < 0.005$ berücksichtigt wurden. Die Aktivierungskarten wurden dann dem ersten Bild des funktionellen Datensatzes überlagert, um die Aktivierung in Relation zur zerebralen Anatomie erkennen zu können. Um vergleichende und quantifizierbare Aussagen zwischen den einzelnen Bedingungen machen zu können, wurde die Anzahl der aktivierten Bildelemente für jede zerebrale Struktur erfaßt. Das Ausmaß der Aktivierung wurde dann zwischen den einzelnen Bedingungen für jede Struktur verglichen.

Es wurden insgesamt 19 RLS-Patienten (14 Frauen und 5 Männer) mit einem Durchschnittsalter von 57,9 Jahren untersucht. Der Erkrankungsbeginn lag bei den Patienten zwischen 2 und 36 Jahren zurück. Alle Patienten erfüllten die diagnostischen Kriterien für RLS gemäß der International Restless Legs Syndrome Study Group (Walters et al. 1995a). Zusätzliche polygraphische Schlafableitungen bei allen Patienten ergaben PLM während des Schlafes und ein für das RLS charakteristisches Schlafprofil. Alle Patienten wurden medikamentenfrei untersucht.

8.3 Lokalisation der Aktivierungsmuster bei RLS-Patienten

8.3.1 Aktivierungsmuster während sensorischer Symptome

Während der sensorischen Mißempfindungen zeigte sich eine signifikante Aktivierung *bilateral im Kleinhirn* und *kontralateral zur Empfindungsseite im Thalamus* (Abb. 8.2). Es konnte während der sensorischen Mißempfindungen keine Aktivität im *Cortex* oder im *Globus Pallidus* festgestellt werden. Des weiteren fand sich keine Aktivierung im *Hirnstamm*. Die Aktivierung des Kleinhirns während

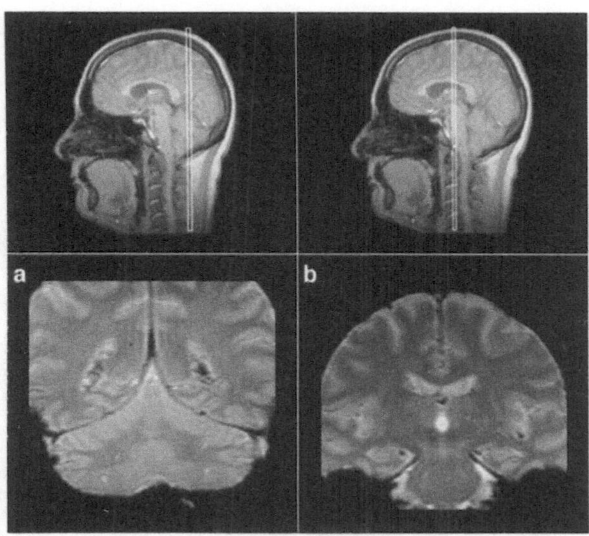

Abb. 8.2. Aktivierungskarten assoziiert mit den sensorischen Mißempfindungen eines Patienten mit idiopathischem Restless Legs Syndrom. Die Aktivierungskarten sind auf die entsprechenden coronalen T2*-gewichteten anatomischen Bilder von zwei Schichten superponiert. Die farbkodierte Skalierung gibt die Signifikanz der Aktivierung an. Die Aktivierungskarten zeigen eine signifikante Aktivierung im bilateralen Kleinhirn (a) und im Thalamus (b) kontralateral zur Seite der sensorischen Mißempfindungen.

der sensorischen Mißempfindungen läßt sich durch die Funktion des Kleinhirns bei sensorischen Vorgängen erklären. So konnte in einer früheren PET-Studie an gesunden Kontrollpersonen gezeigt werden, daß das Kleinhirn eine wichtige Rolle in der Verarbeitung sensorischer Information spielt (Jueptner et al. 1995).

Während *sensorischer Mißempfindungen und gleichzeitig auftretenden unwillkürlichen Beinbewegungen* ergab sich ebenfalls eine *bilaterale Aktivität im Kleinhirn* und eine zu den auftretenden Beinbewegungen *kontralaterale Aktivität im Thalamus* (Abb. 8.3). Das Ausmaß der Aktivierung im Kleinhirn war jedoch während der unwillkürlichen Beinbewegungen größer als während der sensorischen Mißempfindungen. Daher wird das Kleinhirn auch an der Generation der unwillkürlichen Beinbewegungen beteiligt sein.

Im Gegensatz hierzu konnte im Thalamus kein Unterschied im Ausmaß der Aktivierung zwischen den beiden Paradigmen (sensorische Mißempfindungen alleine und sensorische Mißempfindungen gekoppelt mit unwillkürlichen Beinbewegungen) festgestellt werden. Dies deutet darauf hin, daß vorwiegend die *sensorischen Mißempfindungen für die thalamische Aktivität* verantwortlich sind und nicht die unwillkürlichen Beinbewegungen. Dies läßt den Schluß zu, daß bei der RLS-Symptomatik keine motorischen Thalamuskerne aus der thalamocorticobasalen Schleife aktiviert sind, die an der Generation willkürlicher Bewegungen beteiligt ist.

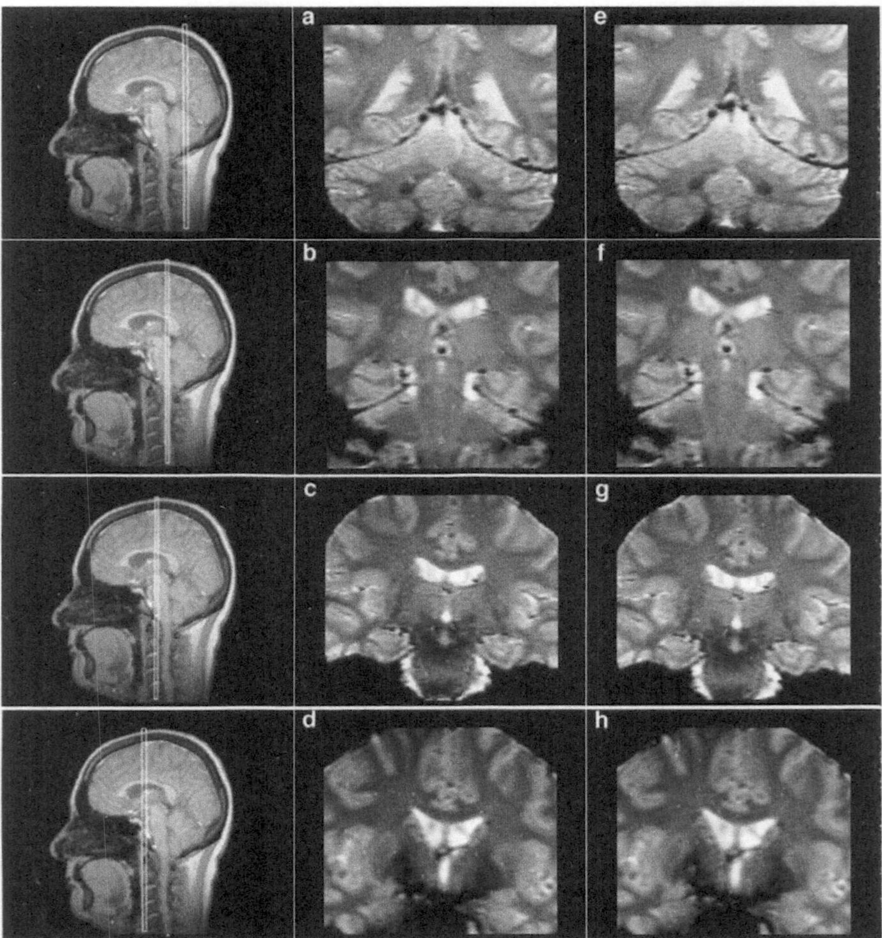

Abb. 8.3. Aktivierungskarten eines idiopathischen RLS-Patienten, die während sensorischer Mißempfindungen und gleichzeitig auftretenden unwillkürlichen Beinbewegungen gemessen wurden (a–d). Darüber hinaus sind die Aktivierungsmuster dargestellt, die mit der Imitation der unwillkürlichen Beinbewegungen assoziiert sind (e–h). Während der kombinierten RLS-Symptomatik zeigen sich das Kleinhirn (a) und der Nucleus ruber (c) bilateral sowie der Thalamus (b) kontralateral zur Bewegungsseite aktiviert. Darüber hinaus ist eine Aktivität im Hirnstamm zu erkennen (b, c). Hingegen zeigt sich keine pallidale oder kortikale Aktivität (d).
Während der Imitation der unwillkürlichen Beinbewegungen ist im Kleinhirn (e) eine Aktivierung ispilateral und im Thalamus (f) und Nucleus ruber (g) kontralateral zur Bewegungsseite zu erkennen. Während der Imitation der Beinbewegungen zeigte sich zusätzlich auch eine pallidale und kortikale Aktivierung (h).

8.3.2 Aktivierungsmuster während unwillkürlicher Beinbewegungen (PLM)

Während der *unwillkürlichen Beinbewegungen* war der *Nucleus ruber bilateral* bei allen Patienten *aktiviert* (siehe Abb. 8.3). Darüber hinaus zeigten neun der untersuchten Patienten eine *Aktivierung im Hirnstamm* in der *Region der Pons* und acht Patienten eine Aktivierung in der *Region des Mesencephalons* (siehe Abb. 8.3). Auch unter dieser Bedingung - unwillkürliche Beinbewegungen - konnte *keine Aktivität in kortikalen Regionen, im Globus pallidus oder im Putamen* festgestellt werden.
Da die sensorischen Mißempfindungen keine Aktivierung im Hirnstamm hervorriefen, läßt sich daraus schließen, daß nur die unwillkürlichen Beinbewegungen mit Störungen im Hirnstamm einhergehen. Das Ausmaß der Aktivierung im Nucleus ruber war während der unwillkürlichen Beinbewegungen größer als bei allen anderen Bedingungen. Dieses Resultat läßt den Schluß zu, daß auch der Nucleus ruber an der Generation der unwillkürlichen Beinbewegungen beteiligt ist. Aufgrund der limitierten zeitlichen Auflösung der eingesetzten FMRT-Methode ist es jedoch nicht möglich festzustellen, ob der Nucleus ruber ein primärer Generator der unwillkürlichen Beinbewegungen ist oder ob er infolge von Eingängen aus dem Hirnstamm aktiviert ist. Aus *elektrophysiologischen* Untersuchungen ist bekannt (Hening et al. 1986; Trenkwalder et al. 1993, 1996a), daß die Latenzen und die Verteilungsmuster der Muskelaktivität während der unwillkürlichen Beinbewegungen am ehesten mit *spinalen Mechanismen* vereinbar sind. Darüber hinaus ist die Bedingung von Ruhe oder Schlaf eine Voraussetzung, um die typische RLS-Symptomatik hervorzurufen (Walters et al. 1995a). Neurone in der *Formatio reticularis im Hirnstamm* üben einen direkten Einfluß auf den *Schlaf-Wach-Zyklus* beim Übergang vom Wachen zum Schlafen und auf den Beginn des REM-Schlafes aus (McCarley 1995). Enthemmungserscheinungen im reticulospinalen Trakt mit seinen serotonergen Neuronen könnten zu der pathologischen Rekrutierung spinaler Motoneurone führen, ähnlich wie bei den propriospinalen oder spinalen Myoklonien (Chokroverty et al. 1992). *Die Aktivierungsmuster im Hirnstamm, die mit der funktionellen MRT gemessen wurden, könnten derartige Disinhibitionserscheinungen der Formatio reticularis auf spinale Motoneurone widerspiegeln.*

8.3.3 Aktivierung motorischer Zentren während willkürlicher Beinbewegungen

Eine *willkürliche Imitation* der unwillkürlichen *Beinbewegungen* durch die Patienten resultierte in einer *ipsilateralen Aktivierung im Kleinhirn* sowie in einer *kontralateralen Aktivierung im Thalamus* und im *Nucleus ruber* (siehe Abb. 8.3). Dabei war während der Imitation sowohl die Aktivität im Kleinhirn als auch im Nucleus ruber *geringer* als während der unwillkürlichen Beinbewegungen. Bei der willkürlichen Imitation der Beinbewegungen waren darüber hinaus der *primäre Motorkortex* und das *Pallidum* aktiviert (siehe Abb. 8.3). Allerdings

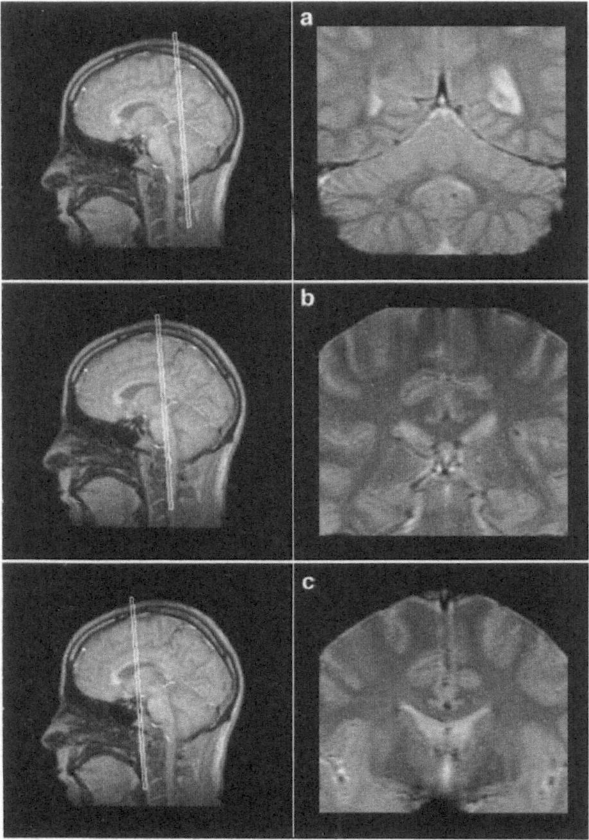

Abb. 8.4. Zerebrale Aktivierungsmuster einer gesunden Kontrollperson während der Imitation der unwillkürlichen Beinbewegungen. Aktivierte Areale zeigen sich im Kleinhirn (a) ipsilateral sowie im Thalamus (b), Globus pallidus (c) und Motorkortex (c) kontralateral zur Bewegungsseite.

konnte *keine Aktivität im Hirnstamm* während dieser Bedingung nachgewiesen werden. Dieses Aktivierungsschema konnte auch bei den gesunden Kontrollpersonen gefunden werden, während sie die Beinbewegungen imitierten. So waren das Kleinhirn ipsilateral, und der Thalamus, der Nucleus ruber, der primäre Motorkortex und das Pallidum kontralateral zur Bewegungsseite aktiviert (Abb. 8.4).

Die willkürliche Imitation der RLS-typischen Beinbewegungen führte also sowohl bei den Patienten als auch bei den gesunden Kontrollpersonen zu einer kortikalen und pallidalen Aktivierung. Im Gegensatz hierzu zeigten sich diese Strukturen weder während der sensorischen Mißempfindungen noch während der unwillkürlichen Beinbewegungen aktiviert.

Die Wirksamkeit dopaminerger Medikamente (Coleman 1982; Montplaisir et al. 1985; Hening et al. 1986) in der Behandlung von RLS legt den Schluß nahe, daß die Basalganglien und deren Projektionen an der Pathophysiologie der RLS-Symptomatik beteiligt sind. Allerdings widerlegen die Ergebnisse dieser funktionellen Untersuchungen und elektrophysiologische Untersuchungen (siehe Kapitel 6) eine Beteiligung des Kortex oder der Basalganglien an der Generation der unwillkürlichen Beinbewegungen. Neben dem striatonigralen Dopaminsystem, das pathophysiologisch hauptsächlich die Symptome der Parkinsonschen Erkrankung verursacht, wird ein *diencephalospinales, dopaminerges System* (Lindvall et al. 1983) beschrieben. Diese diencephalospinalen Bahnen könnten die positiven Effekte einer dopaminergen Behandlung bei RLS-Patienten erklären (Lang 1987). Die Ergebnisse einer früheren PET-Studie (Walters et al. 1995b) zeigten eine normale striatale Fluorodopaaufnahme. Dies würde ebenfalls *gegen eine Beteiligung der Basalganglien an der Generation der RLS-Symptomatik* sprechen.

Zusammenfassend läßt sich feststellen, daß zerebelläre und thalamische Strukturen an der Generation der sensorischen Symptome bei idiopatischen RLS-Patienten beteiligt sind. Darüber hinaus lassen sich der Nucleus ruber, der Hirnstamm und das Kleinhirn als Generatoren der motorischen RLS-Symptomatik identifizieren. Es bleibt zu klären, welches Hirnareal den primären Generator der RLS-Symptomatik darstellt. Angesichts des zirkadianen Rhythmus von RLS (Trenkwalder et al. 1997a) könnten retikuläre Strukturen im Hirnstamm als primäre Generatoren der RLS-Symptomatik in Frage kommen.

Kapitel 9

Pathophysiologie und Ätiologie des RLS 9

9.1 Zentrale Transmitter- oder Rezeptorstörung im Bereich des dopaminergen/noradrenergen Systems

Ausgehend von der Wirksamkeit dopaminerger und opioider Medikation beim RLS stellt sich die Frage, inwieweit dopaminerge bzw. nor/adrenerge Transmitter und das Opiatsystem ätiopathologisch eine Rolle spielen. Untersuchungen mit Blockaden von Opiatrezeptoren zeigten, daß Naloxon die Wirkung von Opiaten auf RLS wieder aufhebt und zu einem Wiederauftreten der RLS-Symptome beim opiatbehandelten Patienten führt (Hening et al. 1986). Andererseits können Dopamin-D2-Rezeptor-blockierende Substanzen sowohl den Effekt von Opiaten als auch die Wirkung von L-DOPA aufheben; diese Beobachtung führte zu der Vermutung, daß Opiate ihre Wirkung durch Modulation des dopaminergen Systems vermitteln (Akpinar 1987; Montplaisir et al. 1991; Walters 1995).

Eine Überaktivität des Sympathikus mit peripherer Vasokonstriktion wurde ebenfalls als ein möglicher pathogenetisch verstärkender Mechanismus diskutiert (Watanabe et al. 1987; Ware et al. 1988).

9.2 Lokalisatorische Zuordnung beteiligter Systeme und Strukturen

Die genaue anatomische Zuordnung der an der Pathogenese des RLS und der PLM beteiligten Systeme bleibt bisher unklar. Die bisherigen Untersuchungen, die eine Beteiligung des zentralen Nervensystems, aber auch des peripheren Nervensystems mit Polyneuropathie und Radikulopathie zeigen, führen zu widersprüchlichen Aussagen. Die Ähnlichkeit der PLM mit dem Babinski-Zeichen (Smith 1985, 1987) wurde als schlafbezogene Disinhibition der Pyramidenbahn interpretiert. Manche PLM-Muster gleichen dem Flexor-Reflex, der über dorsale reticulospinale Bahnen moduliert wird, und damit wiederum für eine spinale Mitbeteiligung an der Pathogenese der PLM spricht. Hyperreaktivität von Hirnstamm und spinalen Reflexen in Form einer erhöhten motorischen Exzitabilität deuten auf eine verminderte suprasegmentale Inhibition hin. Die Beteiligung spinaler deszendierender Bahnen wird weiterhin bestätigt durch das Auftreten von PLM bei Patienten mit myelopathischen Veränderungen bei Multipler Sklerose und traumatischen Querschnittssyndromen (Yokota et al. 1991). Möglicherweise können zirkadiane Rhythmen von dopaminergen Rezeptoren auch zu einer veränderten Affinität spinaler Rezeptoren führen und damit die zirkadianen Rhythmen (siehe Kapitel 7) erklären. Die Periodizität der PLM bestätigt ebenfalls die pathogenetische Bedeutung eines retikulären Generators, der zu spinalen Disinhibitionsphänomen führt. Bildgebende Untersuchungen der funktionellen Magnetresonanztomographie (Bucher et al. 1997b) (siehe Kapitel 8) während PLM weisen auf eine Beteiligung retikulärer, mittelliniennaher Strukturen hin sowie auf eine vermehrte Aktivierung im Thalamus bei sensiblen Symptomen. Dabei kann jedoch aus den bisherigen Untersuchungen keine eindeutige Zuordnung zu einem primären oder sekundären Generator der PLM erfolgen.

Verdeutlicht wird die Hypothese retikulär gesteuerter spinaler Phänomene durch die Beobachtung, daß bei einer epiduralen Anästhesie periodische Beinbewegungen neu auftreten können und mit Abfluten der Anästhesie wieder verschwinden (Watanabe et al. 1990). PLM- und RLS-Symptome remittieren im Gegensatz zu peripher ausgelösten Symptomen nicht bei epiduraler Gabe von Lokalanästhetika, sondern nur durch epidurale Applikation von Opiaten (Vahedi et al. 1994).

Die beschriebenen klinischen und neurophysiologischen Muster (siehe Kapitel 6) des RLS sprechen für eine spinale Pathogenese der PLM, die durch unterschiedliche Faktoren getriggert werden und die beim RLS in Ruhesituationen bei einer erhöhten Exzitabilität zu Disinhibitionsphänomen führen.

9.3 Pathogenetische Mechanismen sekundärer Formen

Möglicherweise entsprechen auch sämtliche sekundäre Formen des RLS diesem Pathomechanismus, der durch eine *verminderte Inhibition spinaler Reflexe* gekennzeichnet ist. Inwieweit eine *genetische Prädisposition* Bedingung ist, um unter verschiedenen provozierenden Situationen (wie z.B. Urämie, Schwangerschaft) mit einer derartigen Disinhibition zu reagieren, kann nur spekuliert werden. Die Häufigkeit von ca. 20–25% aller Dialysepatienten, ebenso 20–30% der Schwangeren und ca. 20% der Patienten mit Rheumatoider Arthritis läßt eine mögliche Prädisposition in dieser Größenordnung vermuten. Die fehlende klinische und polysomnographische Unterscheidbarkeit zwischen idiopathischen und symptomatischen Formen stützt diese Theorie. Seltene Assoziationen mit anderen Erkrankungen (siehe Übersicht 3.1) könnten hingegen auch eine Koinzidenz zweier Erkrankungen darstellen (Hening et al. 1995; Walters 1996b).

Elektrolytverschiebungen in der Urämie, nicht filtrierbare Substanzen, ein erniedrigtes Serumeisen könnten Faktoren sein, die zu einer veränderten Rezeptorsuszeptibilität an dopaminergen oder opioidergen Rezeptoren und bei entsprechender Prädisposition zu spinalen Disinhibitionsphänomenen führen.

Kapitel 10

Allgemeine Therapieprinzipien des idiopathischen und sekundären RLS

10.1 Indikation zur Therapie

Eine *Indikation zur Therapie* eines RLS besteht vor allem, wenn die *Lebensqualität* des Patienten durch die unangenehmen sensiblen und motorischen Symptome des RLS deutlich beeinträchtigt ist. Dies gilt sowohl für das Auftreten der Symptomatik tagsüber in Ruhe, als auch beim Einschlafen oder nachts. Das *Ausmaß der Schlafstörungen* und die Angst des Patienten vor dem Zubettgehen, weil ihn quälende Einschlafstörungen erwarten, sollten in die Überlegungen zur Behandlung mit eingehen. Weiterhin muß das *Ausmaß der Tagesmüdigkeit,* bedingt durch die Schlafdiskontinuität, berücksichtigt werden.

Vor Beginn einer spezifischen pharmakologischen Therapie sollten *sekundäre Restless Legs Syndrome ausgeschlossen* sein. Beim symptomatischen RLS steht die *kausale Therapie der Grunderkrankung,* soweit möglich, im Vordergrund. Therapieerfolge werden insbesondere von *Substitutionstherapien bei Eisenmangel* (Ekbom 1970; O'Keefe et al. 1994) berichtet. Ein RLS während der *Schwangerschaft* muß meistens *nicht pharmakologisch behandelt* werden und bildet sich post partum fast immer zurück (Goodman et al. 1988). Die Indikation zu einer Therapie sollte jedoch bei ausgeprägten RLS-Beschwerden, manchmal auch bei Zunahme eines bereits vorbestehenden RLS erwogen werden. Dabei sind Benzodiazepine und Carbamazepin Mittel erster Wahl (Goodman et al. 1988).

Beim *urämischen RLS* besteht die kausale Therapie in der *Nierentransplantation.* Mit erfolgreicher Transplantation und suffizienter eigener Nierenfunktion sistieren die RLS-Symptome meist innerhalb weniger Tage (siehe Kapitel 3.1)

Weiterhin ist vor einer Therapie auf eine vollständige *Medikamentenanamnese* zu achten, darauf ob möglicherweise Substanzen eingenommen wurden, die ein RLS induzieren oder verstärken können (siehe Kapitel 3.6), vor allem Dopamin-D2-blockierende Medikamente. Falls dies bejaht wird, sollte auch an die Möglichkeit einer *Akathisie* gedacht werden (siehe Kapitel 3.7) und eine medikamentöse Umstellung auf atypische Neuroleptika erfolgen.

Besteht die Möglichkeit einer kausalen Therapie nicht oder liegt ein idiopathisches RLS vor, stehen spezifisch wirkende Substanzen zur Verfügung, die individuell dem Ausmaß des RLS und den Bedürfnissen des Patienten angepaßt werden sollten.

Grundsätzlich sollten sporadisch *intermittierend auftretende RLS* von weniger als 1mal/Woche entweder tagsüber oder nachts zu keiner pharmakologischen Behandlung führen. Wie bei allen Schlafstörungen sollte auch hier zunächst mit einer Verbesserung der *Schlafhygiene* begonnen werden.

Bei Zunahme des *RLS auf mehrfach pro Woche oder täglich,* ist eine spezifische pharmakologische Behandlung mit den im folgenden beschriebenen Medikamenten angezeigt.

10.2 Evaluation der Therapie

Inwieweit eine *Therapie beim RLS als effizient* bezeichnet werden kann, hängt neben der *subjektiven Befindlichkeit* des Patienten auch von der *objektivierbaren Verbesserung der Schlafstörung* ab. Da insbesondere die Anzahl periodischer Beinbewegungen zu den genannten Weckreaktionen und damit zur Schlaffragmentierung führt, ist eine Evaluation eines Medikamentes mittels *Messung der PLM* erforderlich. Idealerweise sollte neben dem PLM-Index, möglichst nach Stunden getrennt, auch eine Beurteilung der Schlafqualität erfolgen. Während eine PLM-Messung auch aktigraphisch durchgeführt werden kann, ist eine Beurteilung des Schlafes nur mittels PSG möglich. Die Problematik, die für sämtliche offenen Therapiestudien vorliegt, liegt in der unterschiedlich hohen Placeborate. Trotz des intermittierenden Verlaufes des RLS variiert die Placeborate im Rahmen üblicher Schwankungen. Therapiestudien, die zu Beginn mit Benzodiazepinen durchgeführt worden waren, zeigten in offenen Studien ein hervorragendes Ergebnis, das in kontrollierten Studien nicht erreicht wurde. In den letzten Jahren wurde zunehmend über neue Substanzen zur Therapie des RLS berichtet ohne Durchführung placebokontrollierter Studien und ohne eine entsprechende objektivierbare Therapieevaluation. Vor Anwendung neuer Präparate bei RLS ohne kontrollierte Studienergebnisse ist daher Vorsicht geboten. Weiterhin muß das RLS bei den meisten therapiebedürftigen Patienten als eine chronische Erkrankung gesehen werden und bedarf einer Langzeittherapie. Evaluationen für Langzeittherapie bezüglich Wirksamkeit und Nebenwirkungen sind bei kaum einer Substanz verfügbar.

Vor der Anwendung von Medikamenten muß auch deutlich zum Ausdruck gebracht werden, daß keine der bisherigen Substanzen, auch wenn kontrollierte Studien vorliegen, in Deutschland für die Indikation „Restless Legs Syndrom" zugelassen ist. Für dopaminerge Substanzen, die in Deutschland in kontrollierten Studien untersucht wurden, wird derzeit von einigen Herstellern die Zulassung angestrebt. Die Zulassung für L-DOPA/Benserazid wird voraussichtlich Ende 1997 angemeldet.

10.3 Übersicht bisheriger Therapiestudien

Die vorangegangenen Abschnitte zeigten, daß das Restless Legs Syndrom eine häufig genetisch bedingte Erkrankung darstellt, die mit zunehmendem Alter zu erheblichen Beeinträchtigungen führen kann. Die Zunahme der Beschwerden, insbesondere der Schlafstörung führt zur Therapiebedürftigkeit der Patienten unabhängig von der auslösenden Kondition. Ausgehend von der Beobachtung einer paroxysmalen, hyperkinetischen und einer zirkadianen Rhythmik folgenden Bewegungsstörung, zu der das RLS formal zählt, kann die Wirksamkeit zentraler, dopaminerger Substanzen eingeordnet werden. Die Effizienz der Behandlung des RLS erklärt sich dabei durch die dopaminerg bedingte Reduktion der Beinbewegungen (PLMS), die sowohl die Einschlafstörungen wie auch häufige Arousal- und Aufwachreaktionen hervorrufen.

Erste Therapieversuche mit dem Benzodiazepin Clonazepam erfolgten bereits Ende der 70er Jahre (Matthews 1979). Anfang der 80er Jahre wurde erstmals von einer erfolgreichen Therapie des RLS mit L-DOPA/Benserazid berichtet (Akpinar 1982), weitere Therapiestudien mit dopaminergen Substanzen, zuerst L-DOPA+DDC-Hemmer, später mit dem Dopaminagonisten Bromocriptin, folgten. Erst in den letzten 10 Jahren wurden diese Therapieformen kontrolliert untersucht, bzw. über die Wirksamkeit neuer Substanzen, insbesondere der Opiate, beim RLS berichtet. Eine Übersicht über offene und kontrollierte Therapiestudien beim RLS und PLMD gibt Tabelle 10.1.

Tabelle 10.1. Übersicht bisheriger Therapiestudien bei idiopathischem und urämischem RLS (modifiziert nach Stiasny 1996)

Therapieform	Patientengut	Studiendesign	RLS-Symptome (subjektiv)	PSG-PLMS	PLMS-Index-	Schlafeffizienz	Schlaflatenz	Gesamtschlafzeit	Aufwachphasen
L-DOPA:									
L-DOPA (von Scheele 1986)	n = 20 (–)	placebokontrolliert, keine PSG	⇓ (0,01)	–	–	–	–	–	–
L-DOPA/Benserazid 50–200/12,5–50 mg abends (Montplaisir et al. 1986)	n = 7 (–)	offen PSG	⇓ (0,01)	1. Nachtdrittel: ⇓ (0,03 3. Nachtdrittel: ⇑ (0,03) gesamt: ⇑ (0,72)	⇑ (0,94)	⇑ (0,04)	⇓ (0,01)	⇑ (0,17)	⇓ (0,03)
L-DOPA/Carbidopa 100–250/25 mg 2–3mal tgl. (Sandyk et al. 1987)	n = 8 (urämisch)	offen keine PSG	⇓	–	–	–	–	–	–
L-DOPA/Benserazid 200/50 mg abends (Akpinar 1987)	n = 13 (–)	placebokontrolliert keine PSG	–	–	–	–	–	–	⇓ (0,01)
L-DOPA/Benserazid 100/25 mg 2mal nächtl. (Brodeur et al. 1988)	n = 6 (–)	placebokontrolliert PSG	⇓	⇓ (0,0001)	1. Nachthälfte: ⇓ (0,0001) 2. Nachthälfte: ⇓ (0,0335) gesamt: ⇓ (0,0003)	⇑ (0,66)	⇓ (0,08)	⇑ (0,26)	⇓ (0,9) PLMS-Awakening: ⇓ (0,008)

Tabelle 10.1. (Fortsetzung)

Therapieform	Patientengut	Studiendesign	RLS-Symptome (subjektiv)	PSG-PLMS	PLMS-Index-	Schlaf-effizienz	Schlaf-latenz	Gesamt-schlafzeit	Aufwach-phasen
L-DOPA/Benserazid 100–200/25–50 mg abends (Trenkwalder et al. 1995)	n = 17 (idiopath.) 11 (urämisch)	placebokontrolliert Crossover PSG und Aktimetrie	Lebenszufriedenheit: ⇑ (0,016) Beschwerden: ⇓ (0,024) Zufriedenheit mit Schlaf ⇑ (0,002) RLS in der Nacht: ⇓ (0,018)	1. Nachthälfte: 2. Nachthälfte: ⇓ (0,232) gesamt: ⇓ (0,003)	⇓ (0,005)	⇑ (0,30)	⇓ (0,118)	⇑ (0,046)	PLMS-Arousal- ⇓ (0,02)
L-DOPA/Carbidopa 100/25 mg Retard abends (Walker et al. 1996)	n = 5 (urämisch)	placebokontrolliert Crossover PSG	subjektiv	PLMS ⇓	⇓	unverändert	unverändert	–	–
L-DOPA-Langzeittherapie: L-DOPA/Benserazid initial 50–250 mg (von Scheele u. Kempi 1990)	n = 26 (–) Dosissteigerung (n = 9) Dosisreduktion (n = 9)	Langzeitstudie 2 Jahre offen keine PSG	Schlafqualität: ⇑ (0,001) nächtl. Erwachen: ⇓ (0,001)	–	–	–	–	–	–
L-DOPA/Carbidopa 100/25 (Guilleminault et al. 1993)	n = 20 (–)	Langzeitstudie 11 Mon. PSG	–	PLMS: ⇓ (0,001) PLMS-Rebound am Morgen (n = 7)	–	–	–	–	–

Tabelle 10.1. (Fortsetzung)

Therapieform	Patienten-gut	Studien-design	RLS-Symptome (subjektiv)	PSG-PLMS	PLMS-Index-	Schlaf-effizienz	Schlaf-latenz	Gesamt-schlafzeit	Aufwach-phasen
L-DOPA/Carbidopa mittl. Dosis 160 mg (Becker et al. 1993)	n = 41 (Pat. mit RLS und/oder PMS, Schlaf-Apnoe, Schlafstörungen)	Langzeitstudie 6 Mon. offen keine PSG	⇓ anhaltende Verbesserung der Symptome (n = 33) Rebound der Beschwerden am Morgen (n = 8)	–	–	–	–	–	–
Dopaminagonisten: Bromocriptin bis 7,5 mg abends (Walters et al. 1988b)	n = 6 (idiopathisch)	placebokontrolliert Crossover PSG	⇓	⇓ (0,025)	⇓ (0,025)	⇑	–	⇑	–
Pergolid 0,05–1 mg am Abend (Lin et al. 1995)	6 (–) mit Symptomen tagsüber	offen	⇓	–	–	–	–	–	–
0,1–1,25 mg am Abend + Domperidon 10–20 mg 3x tgl. (Winkelmann et al. 1997)	14 (idiopathisch) 2 (urämisch) Augmentation unter L-DOPA	offen, PSG	RLS in der Nacht: ⇓ keine Symptome tagsüber mehr	–	–	–	–	–	–
0,1–0,5 mg am Abend (Early u. Allen 1996)	n = 26 (idiopathisch) Augmentation unter L-DOPA	offen Therapieverlauf mit flexibler Dosierung	⇓ 4 Patienten Augmentation unter Pergolid	–	–	–	–	–	–
Opiate: Oxycodon ca. 15 mg/die (Walters et al. 1993)	n = 12	placebokontrolliert PSG	⇓ Schlafqualität	⇓ *	⇓ *	⇑ *	⇓	⇑	–

Tabelle 10.1. (Fortsetzung)

Therapieform	Patientengut	Studiendesign	RLS-Symptome (subjektiv)	PSG-PLMS	PLMS-Index-	Schlafeffizienz	Schlaflatenz	Gesamtschlafzeit	Aufwachphasen
Benzodiazepine:									
Clonazepam bis 2 mg tags oder abends (Read et al. 1981)	n = 15 (urämisch)	offen keine PSG	⇓	–	–	–	–	–	–
Clonazepam 1 mg abends (Montagna et al. 1984)	n = 6 (–)	placebokontrolliert Crossover keine PSG	Schlafqualität: ⇑ (0,05) Dysästhesien: ⇓ (0,05)	–	–	–	–	–	–
Carbamazepin:									
Carbamazepin bis 300 mg abends (Telstad et al. 1984)	n = 174 (–)	placebokontrolliert keine PSG	⇓ (0,01)	–	–	–	–	–	–
Carbamazepin 3–7 mg/kg/die abends (Zucconi et al. 1989)	n = 9 (–)	offen PSG * = statistische Auswertung nur bei Respondern	RLS-Symptome: ⇓ (0,01) Schlafqualität: ⇑ (0,01)	⇓ *	⇓ *	⇑ (0,01)*	⇓ (0,05)*	⇑ (0,05)*	–
Clonidin:									
Clonidin 0,5 µg tgl. (Wagner et al. 1994)	n = 9 (idiopathisch)	placebokontrolliert PSG und Aktimetrie	Mißempfindungen ⇓ (0,05) Ruhelosigkeit: ⇓ (0,03)	*	*	*	⇓ (0,01)	⇓ (0,01)	*
Clonidin 0,75 µg 2mal tgl. (Ausserwinkler u. Schmidt 1989)	n = 20 (urämisch)	placebokontrolliert keine PSG	⇓ (0,001)	–	–	–	–	–	–

Kapitel 11

Spezielle Therapie des idiopathischen und urämischen RLS

11

11.1 Therapie mit L-DOPA/DDC-Inhibitor

Erste Berichte von einer *wirksamen Therapie des RLS durch L-DOPA* waren von Akpinar (1982, 1987), von von Scheele (1986), Montplaisir et al. (1986), Guilleminault et al. (1987), und Brodeur et al. (1988) veröffentlicht worden. Bei urämischen Patienten wurde die Wirksamkeit von L-DOPA zur Behandlung der Schlafstörung bisher nur von Sandyk et al. (1987a) und Walker et al. (1996) beschrieben. In obigen Studien wurden jedoch nur kleine Patientenzahlen, meist 8 bis 10 Patienten, untersucht.

Ziel der folgenden Therapiestudie war es deshalb, einerseits die *Wirksamkeit* einer einmaligen L-DOPA-Gabe zur Behandlung von Schlafstörungen bei RLS an einer ausreichend *großen Patientenpopulation* zu untersuchen, andererseits sollte damit aber auch das *Ansprechen auf die Therapie* in der *idiopathischen* und *urämischen RLS-Population verglichen* werden. Im folgenden werden die Methoden und Ergebnisse einer kontrollierten Therapiestudie (Trenkwalder et al. 1995) beim idiopathischen und urämischen RLS mit L-DOPA/Benserazid aufgezeigt und diese mit anderen Therapiestudien verglichen:

11.1.1 Ergebnisse einer doppelblinden randomisierten Crossover-Studie mit L-DOPA/Benserazid (Madopar) standard

Methoden: Die Studie wurde als doppelblinde, placebokontrollierte Crossover-Studie durchgeführt. Während einer 2wöchigen Baseline-Periode waren alle Patienten unbehandelt bezüglich ihrer Schlafstörungen. Vorangegangene Therapien wurden 2 Wochen vor Studienbeginn abgesetzt. Nach einer ambulanten Untersuchung, bei der die Diagnose RLS gestellt wurde, erfolgte eine diagnostische Polysomnographie, die aus einer Eingewöhnungs- und einer Ableitenacht bestand.

Falls die Patienten die Einschlußkriterien erfüllten, begann eine jeweils 4wöchige Behandlungsphase entweder mit L-DOPA/Benserazid oder mit Placebo und vice versa. Die *Dosierung* betrug 100 mg Levodopa/25 mg Benserazid als einmalige Einnahme 1 Stunde vor dem Schlafengehen. Diese Dosis konnte verdoppelt werden, falls keine ausreichende Therapie der Einschlafstörung oder vermehrt Aufwachphasen bestanden.

Am *Ende der Behandlungsphasen* wurden die Patienten wiederum *polysomnographisch* (für eine Nacht) untersucht. Während dieser Nacht und zwei darauffolgenden Nächten erfolgte eine *aktigraphische* Messung zur Evaluierung der PLM unter häuslichen Bedingungen. Während der Studie beurteilten die Patienten ihre subjektive *Schlafqualität* anhand eines Schlaftagebuches und bewerteten die *Lebensqualität* (Kramer et al. 1990) jeweils am Ende einer Therapiephase wöchentlich. Die Patienten der Studie wurden neben den Besuchen in der Klinik zwischenzeitlich mindestens einmal pro Woche telefonisch kontaktiert, um über Befindlichkeit, Wirkung, Nebenwirkungen und Dosierung zu berichten.

Die idiopathischen Patienten wurden aus einer ambulanten neurologischen Patientenpopulation rekrutiert, die urämischen aus Dialysezentren.

Als *klinische Einschlußkriterien* zählten die Diagnosekriterien, modifiziert nach Walters et al. (1995a). Die gesamte Symptomatik mußte während der letzten 2 Wochen vor Studieneinschluß stabil gewesen sein. Es wurden insgesamt 28 Patienten in die Studie eingeschlossen und ausgewertet. Details der Patientendaten vor Studienbeginn sind in Tabelle 11.1 aufgeführt.

Polysomnographische Einschlußkriterien: Diese wurden anhand der Polysomnographie in der behandlungsfreien Baseline-Periode erhoben und forderten einen PLMS-Arousal-Index >5, eine Einschlaflatenz von >25 min und/oder eine Schlafeffizienz <85%.

Zu den *Ausschlußkriterien* zählten andere spezifische Schlafstörungen, z.B. eine Narkolepsie oder ein Schlaf-Apnoe-Syndrom. Begleitmedikationen wie Neuroleptika, Antidepressiva oder andere psychotrope Medikamente waren nicht erlaubt. Patienten mit der Anamnese eines Substanzmißbrauches wurden ebenfalls ausgeschlossen. Die Laborparameter der idiopathischen RLS-Patienten waren unauffällig einschließlich Eisen, Transferrin und Ferritin. Elektroneuro- und myographische Messungen wurden zum Ausschluß einer Polyneuropathie durchgeführt und idiopathische RLS-Patienten wurden nur bei unauffälligen Meßwerten eingeschlossen.

Tabelle 11.1. Klinische Charakteristika der Patienten mit idiopathischem RLS (n = 17) und urämischem RLS (n = 11) bei Beginn der Therapiestudie mit L-DOPA/Benserazid versus Placebo (Trenkwalder et al. 1995)

Klinische Charakteristika	Idiopath. RLS	Uräm. RLS	Gesamt
Anzahl	17 (61%)	11 (39%)	28 (100%)
Alter Rang	37–73 Jahre	29–66 Jahre	29–73 Jahre
Geschlecht: weibl./männl.	12/5	6/5	18/10
Dauer der RLS (Jahre ± SD)	14 ± 12 Jahre	3 ± 3 Jahre	10 ± 10 Jahre
Dauer der Hämodialyse (Jahre ± SD)		3 ± 2 Jahre	
Klin. Symptomatik:			
Sensible Symptome der Beine	17 (100%)	11 (100%)	28 (100%)
Sensible Symptome der Arme	8 (47%)	7 (64%)	15 (54%)
Motor. Sympt.: Dyskinesien, Krämpfe	9 (53%)	3 (27%)	12 (43%)
Motor. Sympt.: Myoklonien	6 (35%)	6 (54%)	12 (43%)
Selbsteinschätzung der Patienten:			
Schwere der RLS (Skala 0–10)	8,2 ± 1,2	7,3 ± 1,9	7,9 ± 1,9
Einschlafzeit (mittlere ± SD)	69 ± 77 min	97 ± 92 min	80 ± 83 min
Anzahl der Aufwachphasen	4,1 ± 3,7	3,2 ± 2,6	3,7 ± 3,3
Tagesmüdigkeit	10 (59%)	8 (72%)	18 (64%)
Positive Familienanamnese	9 (53%)	1 (9%)	10 (36%)
Therapie innerhalb des letzten Jahres			
Keine	4 (24%)	1 (9%)	5 (18%)
L-DOPA	6 (35%)	6 (54%)	12 (43%)
Benzodiazepine	2 (12%)	4 (36%)	6 (21%)
Opiate	1 (6%)	0	1 (4%)
Andere	9 (53%)	2 (18%)	11 (39%)

Für urämische Patienten galt eine entsprechende Toleranzgrenze der Laborwerte, soweit sie in Zusammenhang mit der Urämie oder einer daraus resultierenden Begleiterkrankung, z.B. Anämie stand. Eine gering- bis mittelgradige Polyneuropathie galt bei den urämischen Patienten nicht als Ausschlußkriterium.

Die *Polysomnographie* wurde nach Standardkriterien durchgeführt und nach Rechtschaffen und Kales (1968) ausgewertet, die Berechnung der PLMS und des PLMS-Index erfolgte nach Coleman (1982). Für die gesamte Nacht wurde getrennt für die Stunden 1–4 und 5–6 nach Beginn der Ableitung die Anzahl der PLMS sowie der dazu entsprechende PLM-Index berechnet. Weiterhin wurde der PLMS-Arousal-Index (die Gesamtzahl der PLMS, die mit Arousals assoziiert sind, pro Stunde) berechnet.

Aktigraphie: Parallel zur Schlafableitung wurde an zwei weiteren, auf die Schlafableitungsnacht folgenden Nächten eine aktigraphische Messung durchgeführt, die periodische Beinbewegungen zuverlässig und spezifisch aufzeichnet. Die Methode wurde im Rahmen dieser Studie mittels der Schlafpolygraphie validiert. Die entsprechenden Daten wurden von Kazenwadel et al. (1995) veröffentlicht.

Die *subjektive Beurteilung des Schlafes* erfolgte anhand eines *Schlaftagebuches*, das während jeder PSG oder Aktigraphienacht ausgefüllt wurde. Dies enthielt die folgenden Punkte: Gesamtbeurteilung des Schlafes (von sehr schlecht bis sehr gut), Einschlafdauer, Anzahl der nächtlichen Wachphasen und RLS-Symptomatik beim Einschlafen sowie im Verlauf der Nacht und am folgenden Tag.

Die *statistische Analyse der Daten* wurde als Standard-Crossover-Analyse durchgeführt, wobei die Behandlungseffekte und Periodeneffekte in die statistische Schätzung mit eingingen. Im Vergleich von Placebo- und Verumphase wurden die Anzahl der PLMS und der PLMS-Index pro Stunde einzeln berechnet und die Dauer der Einschlaflatenz und die subjektiven Einschätzungen der Patienten in Placebo- und Verumphase mit dem Student's-Test oder dem Wilcoxon-Test verglichen. Die Durchführung der statistischen Berechnungen erfolgte bei IMEREM (Institute for Medical Research Management and Biometrics, Nürnberg) von Herrn Prof. Dr. Kohnen.

Die *Ergebnisse der Studie* zeigten eine *signifikante Reduktion der PLM* während der Therapie mit Madopar standard im Vergleich zu Placebo (siehe Abb. 11.1). Dieses Ergebnis galt sowohl für die idiopathischen wie die urämischen Patienten. Bei der Auswertung der PLM-Anzahl getrennt nach Stunden post applicationem zeigte sich im PLM-Index eine *signifikante Reduktion der PLM nur für die ersten 4 Stunden* des Schlafes, später für Stunde 5 und 6 glich sich die PLM-Anzahl in beiden Phasen an. Der PLM-Index für die gesamte Nacht war in der Behandlungsphase mit L-DOPA/Benserazid signifikant reduziert ($p = 0.005$), ebenso der PLM-Arousal-Index ($p = 0.020$). Die *Schlafeffizienz* unterschied sich nicht in Verum- und Placebophase ($p = 0.30$), die Anzahl nächtlicher *Aufwachphasen* zeigte ebenfalls keinen signifikanten Unterschied ($p = 0.23$). Im *Schlafprofil* war der Anteil der Tiefschlafphasen insgesamt nur 10% in der Baseline-Untersuchung, was sich unter Verum und Placebo nicht signifikant änderte ($p = 0.627$). Die *Einschlaflatenz* verbesserte sich gering unter L-DOPA (43 ± 34 min versus 70 ± 90 min, $p = 0.118$).

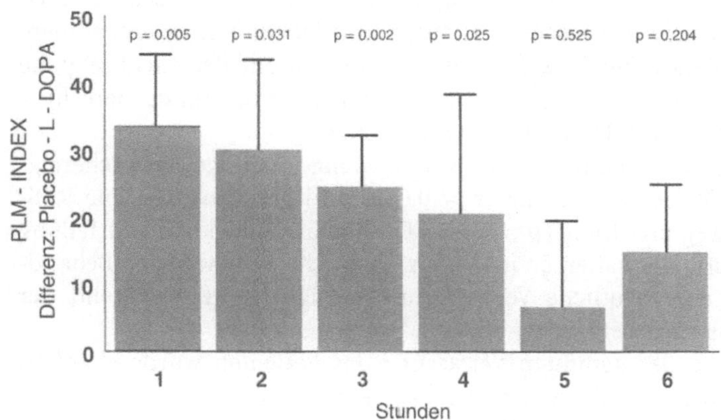

Abb. 11.1. Anzahl der polysomnographisch gemessenen PLM/h (PLM-Index) unter Placebo versus Madopar standard bei 28 idiopathischen und urämischen RLS-Patienten. Es zeigt sich eine deutliche Reduktion der PLM in der Verum-Phase mit signifikanten Unterschieden zur Placebogruppe in den ersten 4 Stunden nach Einnahme von Madopar-Therapie

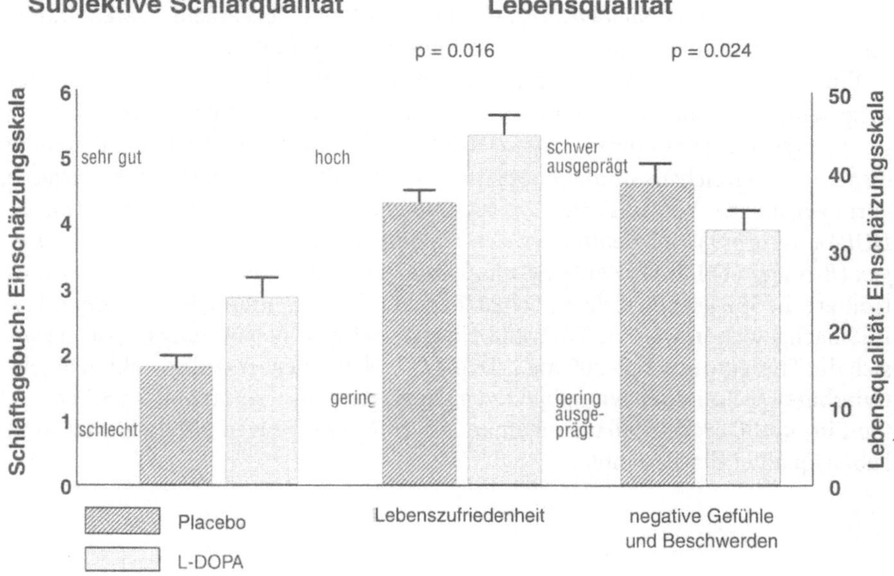

Abb. 11.2. Beurteilung der subjektiven globalen Schlafqualität und der Lebensqualität (Kramer et al. 1990) unter Placebo versus Madopar standard bei 28 Patienten mit idiopathischem und urämischem RLS. Es zeigen sich signifikant günstigere Einschätzungen des Patienten unter L-DOPA-Therapie

Details der Ergebnisse der Polysomnographie sowie die Unterschiede zwischen urämischen und idiopathischen Patienten sind Tabelle 11.2 zu entnehmen. Der aktigraphisch gemessene Verlauf des PLM-Index während der Nacht zeigt die Reduktion in der Therapiephase, die ebenfalls separat pro Stunde berechnet wurde, für die ersten 4 Stunden nach dem Einschlafen.

Die Auswertung der *Schlaftagebücher* zeigte weniger häufige Aufwachereignisse unter der L-DOPA-Behandlung ($p = 0.043$) und geringere sensible RLS-Symptome und Bewegungsdrang ($p = 0.086$). Die globale, subjektive Beurteilung der RLS-Symptomatik der Patienten in der letzten Woche der jeweiligen Behandlungsphase zeigte eine deutliche Verbesserung bezüglich „RLS während der Nacht" unter L-DOPA/Benserazid ($p = 0.018$).

Eine Verbesserung der gesamten Verfassung des Patienten wurde ebenfalls unter der L-DOPA/Benserazid-Therapie beobachtet ($p = 0.049$).

Einschätzung der Lebensqualität: Die Patienten beurteilten das Ausmaß ihrer Lebensqualität (Kramer et al. 1990): Sie gaben während der Therapiephase eine Verbesserung der Lebensqualität in den Bereichen „Lebenszufriedenheit" und weniger „Negative Gefühle und Beschwerden" an (siehe Abb. 11.2).

Einschätzung des Arztes: Die Schwere des RLS wurde während der Therapiephase mit L-DOPA als geringer eingeschätzt ($p = 0.045$), und die Änderungen des Schweregrades waren häufiger unter L-DOPA/Benserazid zu beobachten ($p = 0.025$).

Die häufigsten *Nebenwirkungen* unter L-DOPA/Benserazid waren Kopfschmerzen, Mundtrockenheit und gastrointestinale Symptome.

Ein weiterer Patient mit Urämie erlitt während der Studie eine Verschlechterung seines Allgemeinzustandes, so daß er die Studie vorzeitig beendete.

Die *Ergebnisse* der obigen Crossover-Studie, die mit insgesamt 28 Patienten die bisher umfangreichste Studienpopulation von RLS-Patienten darstellt, *bestätigten* vorangegangene kontrollierte Untersuchungen über die *Wirksamkeit von L-DOPA+Decarboxylase-Hemmer in der Therapie der RLS-bedingten Schlafstörungen* (Brodeur et al. 1988; Kaplan et al. 1993). Darüber hinaus konnte erstmals kontrolliert die Wirksamkeit der L-DOPA/Benserazid-Behandlung beim *urämischen RLS* nachgewiesen werden. Während einer 4wöchigen Behandlungsphase erwies sich die Therapie mit 100–200 mg L-DOPA/25–50 mg Benserazid sowohl in objektivierbaren technischen wie subjektiven Parametern als wirksam bei RLS-bedingten Ein- und Durchschlafstörungen und ihren Auswirkungen auf die Schlaf- und Lebensqualität der Patienten.

Tabelle 11.2. Wirksamkeitsparameter und Ergebnisse der Therapiestudie mit L-DOPA/Benserazid standard versus Placebo (n = 28)

	Idiopath. RLS		Uräm. RLS		RLS-Patienten (gesamt)		
	L-DOPA	Placebo	L-DOPA	Placebo	L-DOPA	Placebo	p
Polysomnographie:							
Frequenz der PLM (Polysomnographie, ganze Nacht)	244 ± 244	309 ± 217	477 ± 458	727 ± 394	327 ± 347	459 ± 351	.003
Frequenz der PLM (Mittelwert, Stunde 1–4)	31 ± 32	48 ± 43	69 ± 61	119 ± 56	44 ± 46	72 ± 57	.001
Frequenz der PLM (Mittelwert, Stunde 5–8)	31 ± 48	34 ± 32	63 ± 71	91 ± 71	42 ± 57	54 ± 55	.232
TIB Index der PLM (Polysomnographie, ganze Nacht)	32 ± 31	44 ± 33	69 ± 59	97 ± 53	45 ± 46	63 ± 48	.005
PLM-Arousal-Index (Polysomnographie)	29 ± 28	40 ± 30	64 ± 54	84 ± 42	42 ± 42	56 ± 41	.020
Frequenz der PLM (Aktigraphie, 3 Nächte, ganze Nacht)	119 ± 175	208 ± 183	362 ± 283	464 ± 282	230 ± 256	324 ± 262	.003
Frequenz der PLM (Mittelwert, Stunde 1–4)	13 ± 17	32 ± 23	49 ± 39	77 ± 47	30 ± 34	52 ± 42	.001
Frequenz der PLM (Mittelwert, Stunde 5–6)	18 ± 29	16 ± 27	42 ± 43	52 ± 40	29 ± 38	33 ± 38	.319
TIB-Index der PLM (Aktigraphie, 3 Nächte, ganze Nacht)	15 ± 22	28 ± 23	49 ± 36	60 ± 36	30 ± 33	42 ± 33	.005
Patienten-Schlaftagebuch:							
Anzahl nächtlicher Wachphasen	1,3 ± 0,8	2,3 ± 1,3	2,0 ± 0,7	2,4 ± 0,6	1,8 ± 0,8	2,4 ± 1,1	.043
Schlafqualität (0–10 = gut)	4,3 ± 1,9	3,1 ± 2,4	5,0 ± 1,8	2,9 ± 2,3	4,9 ± 1,8	3,0 ± 2,3	.002
Schwere der RLS in der Nacht (0–10 = schwer)	3,6 ± 2,5	5,5 ± 3,1	3,7 ± 3,4	4,6 ± 4,3	3,7 ± 2,8	5,2 ± 3,6	.018
Allgemeinzustand (0–10 = gut)	4,8 ± 2,0	3,7 ± 2,0	5,1 ± 1,5	4,2 ± 1,7	4,9 ± 1,8	3,9 ± 1,9	.049
Beurteilung des Arztes (CGI):							
Schwere (8 = schwer)	6,2 ± 1,0	6,4 ± 0,9	6,3 ± 1,1	6,5 ± 1,1	6,2 ± 1,0	6,5 ± 1,0	.045
Gesamtbeurteilung der Änderung (8 = schlechter)	3,7 ± 1,6	4,9 ± 1,7	3,7 ± 1,3	4,6 ± 2,1	3,7 ± 1,5	4,8 ± 1,8	.025
Lebensqualität:							
Lebenszufriedenheit (50 = hoch)	27,5 ± 6,7	24,1 ± 4,4	24,2 ± 10,1	17,4 ± 9,3	26,2 ± 8,1	21,6 ± 7,3	0.16
Negative Gefühle und Beschwerden (50 = stark ausgeprägt)	17,8 ± 6,9	22,3 ± 8,7	21,6 ± 9,6	24,3 ± 10,4	19,2 ± 8,1	23,0 ± 9,2	.024

TIB = time in bed, Gesamtzeit im Bett verbracht
PLM = periodic limb movements, Periodische Beinbewegungen

Zusammenfassend kann man bei der einmaligen Gabe von 100–200 mg L-DOPA/Benserazid standard (z.B. Madopar 125T) eine Stunde vor dem Zubettgehen von einer ausreichenden Wirkung auf die RLS-Symptome für die erste Nachthälfte ausgehen.

11.1.2 Ergebnisse einer doppelblinden Crossover-Studie mit L-DOPA/Benserazid standard und depot bei Patienten mit RLS und Durchschlafstörungen

Bei vielen Patienten mit Einschlafstörungen beim RLS treten zusätzlich auch die *typischen Durchschlafstörungen mit mehrfachem Erwachen in der Nacht* und subjektiv unangenehmer RLS-Symptomatik während der Wachphasen auf. Bei milder Ausprägung der Symptomatik kann eine abendliche L-DOPA-standard-Gabe auch bei diesen Patienten eine suffiziente Therapie sein, die sowohl Ein- wie auch Durchschlafstörungen ausreichend behandelt. Patienten hingegen, die unter ausgeprägten Durchschlafstörungen leiden, werden unter einer einmaligen L-DOPA-standard-Gabe vor dem Zubettgehen bei nachlassender Wirkung nach ca. 4 Stunden erneut wach, verspüren wiederum RLS-Beschwerden und können nicht mehr einschlafen.

Um ein Wiederauftreten der Symptomatik in der zweiten Nachthälfte zu vermeiden, gaben bereits Brodeur et al. (1988) eine zweite Dosis L-DOPA standard nach ca. 4 Stunden Schlaf. Teilweise wurde empfohlen, daß der Patient sich zur zweiten Tabletteneinnahme wecken läßt, um eine pünktliche Einnahme zu garantieren und den Abfall der Wirkung zu vermeiden. Um dies zu vermeiden und eine länger andauernde Wirkung zu erreichen, wurde die Behandlung mit L-DOPA standard mit einer Kombinationstherapie aus L-DOPA standard und L-DOPA depot (Madopar 125T und Madopar Depot) verglichen.

Methoden: Diese Studie wurde ebenfalls als doppelblinde, placebokontrollierte Crossover-Studie durchgeführt.

Einschlußkriterien waren ein idiopathisches oder urämisches RLS nach Walters et al. (1995a) und die Bestätigung dieser Diagnose in einer unbehandelten Baseline-Periode mittels Polysomnographie. Es wurden 30 Patienten – 11 Männer, 19 Frauen – mit einem Durchschnittsalter von 58 ± 11 Jahren eingeschlossen. Details zur Patientencharakteristik sind in Tabelle 11.3 zusammengefaßt. Die Patienten, die unter Ein- und Durchschlafstörungen litten, mußten alle gut auf die Therapie mit L-DOPA standard vor dem Zubettgehen ansprechen und trotz dieser Therapie weiterhin Durchschlafprobleme in der zweiten Nachthälfte berichten, so daß die einmalige Dosis nicht ausreichend schien. Das *Ausmaß der Durchschlafstörung* unter dieser Medikation wurde neben den subjektiven Berichten *mittels Aktigraphie während dreier Nächte zu Hause überprüft.* Nur wenn die Patienten eine Zunahme der PLM in der Aktigraphie von mehr als 50% in der 2. Nachthälfte im Vergleich zur ersten zeigten, wurden sie in die Studie eingeschlossen. Somit bestand eine deutliche Selektion von RLS-Patienten, die L-DOPA-positiv waren und unter ausgeprägten Durchschlafstörungen litten.

Das *Studiendesign* begann mit einer 4wöchigen Behandlungsphase entweder mit dem bereits vorher aufdosierten *L-DOPA/Benserazid 100–200 mg (Madopar 125T) plus Placebo* **oder** *Madopar 125T plus L-DOPA/Benserazid depot (Madopar Depot).* In einer zweiten Crossover-Phase erfolgte die jeweils andere Therapie. Die Dosis konnte je nach Ausmaß der Schlafstörungen zu Beginn der Nacht oder während der Nacht auf 100 oder 200 mg standard L-DOPA/Benserazid mit 100 oder 200 mg L-DOPA/Benserazid Depot erhöht werden.

Am *Ende der jeweiligen Behandlungsphase* wurden die Patienten über jeweils *5 Nächte zu Hause aktigraphisch* untersucht zur *Erfassung der PLM* in der Nacht. Dabei wurden auch Aufwachereignisse miterfaßt. Parallel dazu wurde die subjektive *Schlafqualität* und die *Lebensqualität* mittels eines Fragebogen von den Patienten beurteilt. Die Patienten wurden regelmäßig zu Besuchen in der Klinik einbestellt bzw. telefonisch zu Hause kontaktiert und über die Dosierung, Wirkung und Nebenwirkungen befragt.

Die *Ausschlußkriterien* entsprachen der Studie in Kapitel 11.1.1.

Zur Therapieevaluation mittels *Aktigraphie* wurde die Methode von Kazenwadel et al. (1995) und die dazu entsprechenden Aktigraphen der Fa. Rimkus, München, verwendet (siehe Kapitel 6.2 „Aktigraphie").

Die *Ergebnisse der Studie* zeigten eine *signifikante Reduktion der PLM* in der Phase der *Kombinationsbehandlung mit Madopar standard und Depot* im Vergleich zur alleinigen Gabe von Madopar standard. Die Anzahl der PLM pro Nacht wurde signifikant von durchschnittlich 722,4 auf 337,9 für alle 30 Patienten reduziert ($p < 0.001$), die Aufwachphasen sanken von durchschnittlich 0,48/h auf 0,33/h ($p = 0.015$) (Abb. 11.3). Der Verlauf der PLM der 30 Patienten über die Nacht ist in Abb. 11.4 dargestellt. Neben der Anzahl reduzierte sich jedoch auch die mittlere Dauer (591,8 s versus 374,6 s) und die Gesamtdauer der periodischen Beinbewegungen unter der Kombinationstherapie signifikant in der 2. Nachthälfte ($p < 0.001$).

Die Auswertung der subjektiven Schlafqualität anhand der Schlaftagebücher bestätigte die Reduktion der aktigraphisch gemessenen Aufwachereignisse unter der Kombinationstherapie. Die Patienten berichteten auf Befragung über weniger Wachphasen mit kürzerer Dauer und eine verminderte Tagesmüdigkeit (siehe Abb. 11.3).

Tabelle 11.3. Demographische und klinische Daten von 30 Patienten, die in die Studie Madopar standard + Placebo versus Madopar standard + Madopar Depot eingeschlossen wurden

	Idiopathisches RLS	Urämisches RLS	Gesamt RLS
Patientenanzahl	27	3	30
Geschlecht (m/w)	10/17	1/2	27/3
Alter (Jahre)	59 ± 8	43 ±18	58 ± 10
RLS-Symptomatik			
pos. Familienanamnese (N)	15 (56%)	1	16 (53%)
Alter bei Beginn (Jahre)	38 ± 16	35 ± 26	37 ± 17
progredienter Verlauf (N)	16 (59%)	3	19 (63%)
RLS beim Einschlafen (N)	23 (85%)	3	26 (87%)
Durchschlafstörungen (N)	24 (89%)	3	27 (90%)
Dauer der Wachphasen (Min.)	247 ± 119 min	345 ± 64	257 ± 118
Tagesmüdigkeit (N)	24 (89%)	2	26 (87%)

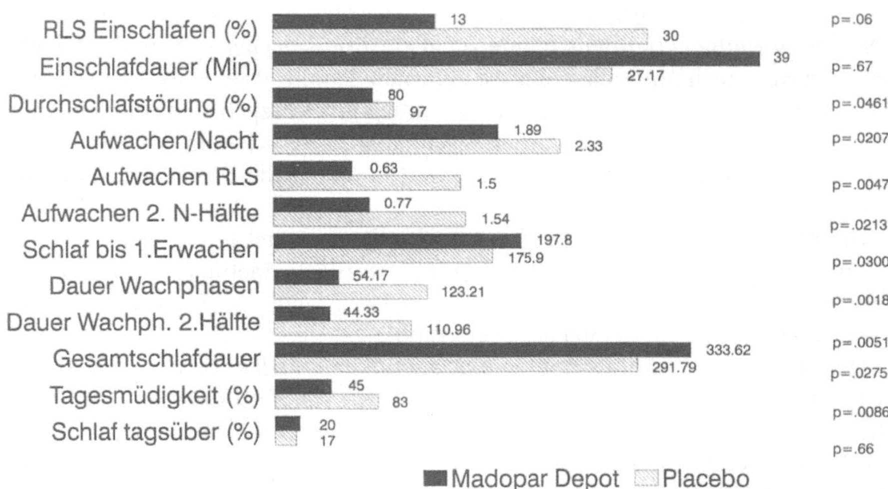

Abb. 11.3. Beurteilung der Schlafstörung durch den Arzt nach Befragung des Patienten in der Behandlungsstudie wie in Abb. 11.4. Es zeigt sich u.a. eine signifikante Besserung der Aufwachphasen mit RLS, der Dauer der Wachphasen, der Gesamtschlafdauer und der Tagesmüdigkeit unter Madopar standard plus Madopar Depot.

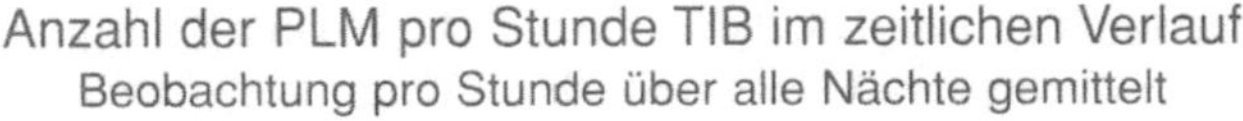

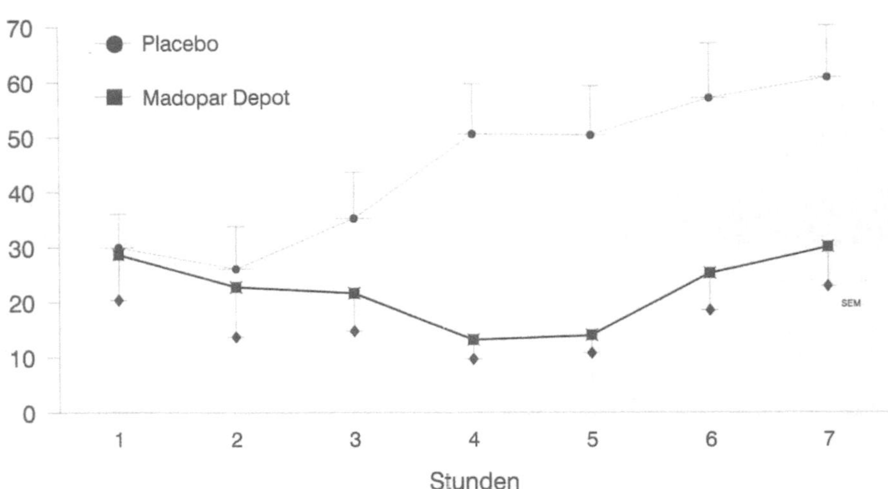

Abb. 11.4. Vergleich der Anzahl der PLM pro Stunde mittels aktigraphischer Messung in der kontrollierten Studie mit Madopar standard + Placebo versus Madopar standard + Madopar Depot. Es zeigt sich eine signifikante Reduktion der PLM auch nach Stunde 4 mit der Behandlung von Madopar standard und Depot im Vergleich zu Madopar standard und Placebo

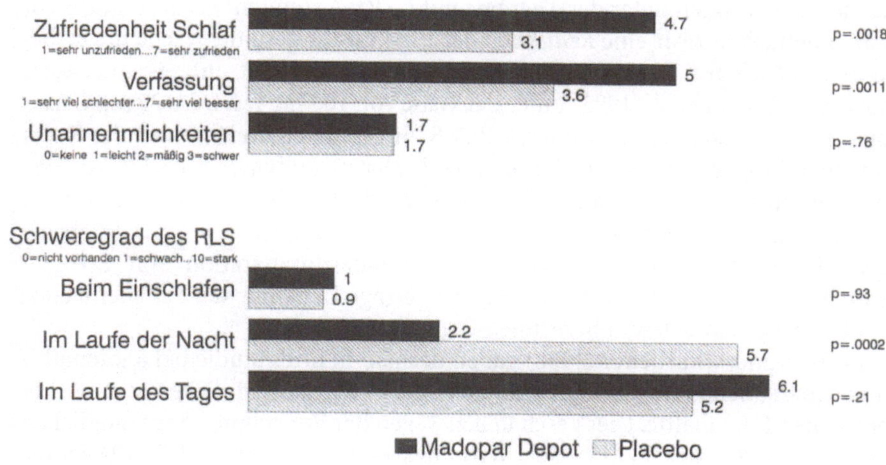

Abb. 11.5. Spezifische Beurteilung der RLS-Beschwerden unter Therapie in der Behandlungsstudie wie in Abb. 11.4. Unter der Kombination von Madopar standard und Madopar Depot zeigt sich eine signifikante Besserung der „Allgemeinen Verfassung" und der „Zufriedenheit mit dem Schlaf". Der Schweregrad der RLS im Laufe der Nacht wird deutlich gesenkt

Aufwachereignisse mit RLS und der Schweregrad der RLS-Beschwerden (5,7 versus 2,2) in der Nacht verringerten sich signifikant ($p < 0.005$ bzw. $p < 0.001$). Sowohl die *subjektive Beurteilung des Schlafes* wie auch die *allgemeine Verfassung* wurden als *gebessert unter der Kombinationstherapie* angegeben ($p = 0.0018$ bzw, $p = 0.0011$; Abb. 11.5).

Die Ergebnisse dieser Studie zeigen zusammenfassend, daß bei Patienten mit Restless Legs Syndrom und damit assoziierten Durchschlafstörungen in der zweiten Nachthälfte eine Kombinationstherapie aus Madopar 125T und Madopar Depot einer Monotherapie von Madopar 125T bezüglich der Reduktion der PLM, der Aufwachereignisse und der subjektiven Schlafqualität überlegen ist.

11.1.3 Zusammenfassung und Wertung von Therapiestudien mit L-DOPA/DDC-Inhibitor beim RLS

Die Wirksamkeit von L-DOPA zusammen mit einem DOPA-Decarboxylase-Hemmer, der die frühzeitige Decarboxilierung von L-DOPA in der Peripherie verhindert, wurde sowohl in Therapiestudien wie in Einzelfallberichten dokumentiert. Wirksamkeitsparameter waren dabei jeweils die nächtlichen *Schlafstörungen* (Montplaisir et al. 1986; von Scheele 1986; Akpinar 1987; Guilleminault et al. 1987; Sandyk et al. 1987a; Brodeur et al. 1988; von Scheele u. Kempi 1990; Becker et al. 1993; Kaplan et al. 1993; Trenkwalder et al. 1995, 1997b; Earley u. Allen 1996).

Eigene Daten zeigten unter der *Therapie mit L-DOPA standard als Einzeldosis* vor dem Zubettgehen zwar eine *Reduktion der PLM* für die gesamte Nacht, die insbesonders jedoch *für die ersten vier Stunden der Nacht* galt. Interessanterweise wurde von Kaplan et al. (1993) unter der Gabe von 100 mg L-DOPA/25 mg Carbidopa eine signifikante Reduktion der PLMS für die ersten drei Stunden der Nacht errechnet. Möglicherweise spielen hier auch pharmakodynamische Effekte eine Rolle, die mit der Kombination des *unterschiedlichen Decarboxylase-Hemmers* zusammenhängen könnten. Die nachlassende Wirkung ist weiterhin durch die kurze *Halbwertszeit von 4 Stunden* der Standardpräparation von L-DOPA bedingt. Dadurch erklärt sich auch die nur geringe Zunahme der Schlafeffizienz, die über die gesamte Nacht berechnet wird.

Brodeur und Mitarbeiter (1988) gaben deshalb in ihrer Studie bei 6 idiopathischen RLS-Patienten mit Schlafstörungen eine zweite Dosis L-DOPA standard in der zweiten Nachthälfte. Dies geschah u.a. wegen der Vorstellung eines möglichen *Rebound-Effektes* der PLMS nach Wirkungsverlust der ersten L-DOPA-Dosis. Eigene Daten konnten diesen nächtlichen Rebound-Effekt weder polygraphisch noch subjektiv nachweisen. (Trenkwalder et al. 1995). Alternativ zu einer zweiten Dosis L-DOPA kann eine *Kombinationstherapie aus einem L-DOPA-standard- und -depot-Präparat* gegeben werden. Eine offene Studie an zwölf Patienten (Trenkwalder et al. 1991) zeigte bereits reduzierte Aufwachphasen und eine subjektiv bessere Schlafqualität unter einer derartigen Therapie. Die Ergebnisse der in Kapitel 11.1.2 aufgeführten kontrollierten Studie mit einer dosisflexiblen Kombination von Madopar 125T und Madopar Depot, verabreicht vor dem Zubettgehen, bestätigen diese vorläufigen Resultate. Dabei spielen wahrscheinlich längere *Plasmahalbwertszeiten* des Depotpräparates die entscheidende Rolle (Da Prada et al. 1987). Es zeigt sich jedoch, daß nicht nur die Anzahl der PLM, sondern auch die Qualität mit Reduktion der Dauer der Beinbewegung und der Zunahme des Intervalles zwischen zwei Bewegungen sich unter einer retardierten L-DOPA-Therapie positiv verändert (siehe Kapitel 11.1.2).

Weiterhin ist bemerkenswert, daß sich unter der L-DOPA-Therapie, die in den bisherigen kontrollierten Studien nur abends und evtl. in der Nacht appliziert wurde, die subjektiv empfundene *Lebensqualität* des Patienten tagsüber deutlich besserte. Insbesondere einzelne Items wie „Effizienz bei der Arbeit" und „Zufriedenheit in der Freizeit" sowie die „Stimmung" wurden verbessert. Die Patienten gaben eine Reduktion von „Müdigkeit" an, die „negativen Gefühle und Beschwerden" nahmen ab. Dies ist besonders *entscheidend für Dialysepatienten*, die unter RLS leiden. Diese sind durch die Dialyse selbst und die meist daraus folgenden Begleiterkrankungen in ihrer Lebensqualität wesentlich beeinträchtigt. Das Auftreten eines RLS mit den resultierenden Schlafstörungen führt dann zu zusätzlichen Beschwerden, v.a. einer Tagesmüdigkeit. Die Dialysezeit selbst wird häufig durch die erzwungene Ruhesituation als unangenehm bis zu unerträglich erlebt, weil neben den sensiblen auch motorische Symptome wie Dyskinesien auftreten (Trenkwalder et al. 1996a). Eine *symptomatische Therapie während der Dialyse mit L-DOPA (100 bis 200 mg)* wird deshalb häufig gegeben, wenn auch dafür bisher keine kontrollierten Untersuchungen vorliegen. Bisher wurden unter der Therapie mit L-DOPA weder in obiger Studie noch aus der Literatur spezifische Nebenwirkungen berichtet, die mit der Urämie in direktem Zusammenhang stehen. Eine Untersuchung über die *Verträglichkeit von L-DOPA bei Dialysepatienten ohne RLS* zeigte, daß im Vergleich zu gesunden Kontrollen erhöhte Plasmaspiegel von 3-O-Methyl-DOPA als weiteres Stoffwechselprodukt von L-DOPA gemessen wurde, ohne jedoch klinische Auswirkungen feststellen zu können (Ch. Crévoisier et al., Hoffmann La Roche, unveröffentlichte Daten). Langzeitergebnisse einer L-DOPA-Behandlung bei Dialysepatienten liegen bisher nicht vor (siehe auch Kapitel 12).

Bisher liegen außer obiger Studie an Dialysepatienten nur Ergebnisse einer weiteren Untersuchung an Patienten mit schwerem RLS, die mit 100 mg retardiertem Levodopa/Carbidopa behandelt wurden, vor (Walker et al. 1996). Unter dieser Therapie mit einer einmaligen Gabe *nur* des retardierten Präparates konnte keine Verbesserung der Einschlafstörung und nur eine geringe Verbesserung der PLM-Frequenz bei insgesamt 5 Dialysepatienten dokumentiert werden. Weiterhin zeigten die Patienten keine subjektiv ausreichende Besserung ihrer RLS-Beschwerden. Wie die Autoren bereits selbst vermuten, war die gewählte Dosis mit 100 mg eines Depotpräparates, das eine nochmals geringere Bioverfügbarkeit aufweist als ein Standardpräparat, weitaus zu gering, um gerade beim schweren RLS eine ausreichende Wirkung zu erzielen. Vergleicht man die Ergebnisse mit denen obiger Studie (siehe Kapitel 11.1.2), in der eine Kombination von standard und depot angewandt wurde und flexible Dosierungen von jeweils 100 bis 200 mg L-DOPA möglich waren, so ergibt sich in den beiden Studien ein deutlicher Dosisunterschied bis zu maximal dem vierfachen der L-DOPA-Dosis. *Dies unterstreicht die Bedeutung der Dosishöhe, Art der Galenik und Zeitpunkt der Gabe des L-DOPA-Präparates, um eine suffiziente Wirkung zu erzielen.*

Die *Wirksamkeit* der L-DOPA-Therapie bei RLS-assoziierten Schlafstörungen scheint vor allem in der *Reduktion der PLM* begründet zu sein. Dafür spricht, daß auch andere spezifische Schlafstörungen, die mit PLMS einhergehen, erfolgreich mit einer dopaminergen Therapie und einer Reduktion der PLMS behandelt werden können, wie z.B. die Narkolepsie (Boiven et al. 1993; Übersicht bei Montplaisir et al. 1992).

Der *Wirkmechanismus* der L-DOPA-Therapie ist bisher *nicht bekannt.* Im Gegensatz zur Therapie beim M. Parkinson liegt beim RLS offensichtlich kein Mangel an Dopamin in der Substantia nigra vor (Askenasy et al. 1987; Lang 1987). Obwohl seit nun fast zehn Jahren weltweit RLS-Patienten mit L-DOPA behandelt werden, sind bisher keine Dyskinesien aufgetreten wie beim M. Parkinson, was ebenfalls die unterschiedliche Genese und Wirkmechanismen der beiden Erkrankungen bestätigt. Für weitere pathogenetische Aspekte der Wirkweise siehe Kapitel 9.1.

Ein *Rebound-Effekt* am nächsten Morgen oder eine *Augmentation* tagsüber mit einer Zunahme der RLS-Symptomatik, wie von Guilleminault et al. (1993) und Becker et al. (1993) beschrieben wurde, trat in obiger Patientenpopulation während der Behandlungsphase von vier Wochen nicht auf. Kaplan et al. (1993) untersuchten ihre Studienpatienten auch mittels MSLT (multiple sleep latency test) tagsüber und konnten keine relevanten Änderungen der Müdigkeit oder der RLS-Beschwerden tagsüber unter L-DOPA versus Placebo oder Propoxyphen feststellen. Allerdings wurden wiederholt Beobachtungen einer Zunahme der RLS-Symptomatik tagsüber nach abendlicher L-DOPA-Therapie berichtet mit

Augmentation (Guilleminault et al. 1993; Allen u. Earley 1996). Mit Zunahme der Verbreitung der L-DOPA-Therapie beim RLS nimmt auch die Häufigkeit von Rebound-Effekten und vor allem von Augmentation zu. Neuere Studien berichten bis zu 70% Augmentation bei schwerem RLS (Earley u. Allen 1996). Die Entwicklung einer Augmentation, d.h. Zunahme der vorher nicht berichteten RLS-Symptomatik tagsüber nach Therapiebeginn mit L-DOPA, wird meist auch durch eine weitere Steigerung der L-DOPA-Dosis und oft durch den Patienten selbst bedingt. Sie scheint neben der Schwere des RLS auch von der Höhe der L-DOPA-Dosis abzuhängen. Eine Begrenzung der Dosis kann deshalb erforderlich sein, bei zunehmender Augmentation unter L-DOPA-Therapie auch eine Umstellung der Behandlung (Earley u. Allen 1996).

Außer den geringen *Nebenwirkungen*, die bei den Studienergebnissen aufgeführt waren, wie v.a. Kopfschmerzen, Mundtrockenheit und gastrointestinale, vorübergehende Symptome (Trenkwalder et al. 1995), zeigten sich weder in obiger Studienpopulation noch in Langzeitstudien weitere oder schwere Nebenwirkungen einer L-DOPA-Therapie. Einige Patienten klagen unter L-DOPA über eine vermehrte Wachheit und Einschlafstörungen, obwohl eine Besserung ihrer RLS-Symptome eintritt. Hier kann eine Kombination mit einem kurzwirksamen Benzodiazepin vorteilhaft sein. Das Auftreten von L-DOPA-induzierten *Dyskinesien,* wie es beim *M. Parkinson* nach längerer dopaminerger Therapie beschrieben ist, wurde beim *RLS bisher nicht berichtet.* Das Auftreten von Dyskinesien könnte pathophysiologisch nur schwerlich erklärt werden, da beim RLS kein offensichtlicher Dopaminmangel der Zellen der Substantia nigra wie beim M. Parkinson zugrunde liegt (Askenasy et al. 1987; Riley u. Lang 1993). Die am häufigsten berichtete Nebenwirkung ist *Übelkeit* kurz nach Präparateinnahme, die in den meisten Fällen nach wenigen Tagen oder Wochen sistiert. Eine langsame Aufdosierung kann dies oftmals vermeiden, ggf. kann Domperidon initial dazugegeben werden.

Eine subjektive Wirksamkeit von L-DOPA in der *Langzeittherapie* beim RLS mit relativ gleichbleibender Dosierung wurde bei von Scheele und Kempi (1990) und Becker et al. (1993) über maximal zwei Jahre beobachtet. Die Responderrate in der Langzeittherapie lag hierbei bei über 70% der RLS-Patienten. Eigene Ergebnisse bei RLS-Patienten zeigen eine gute Wirksamkeit von L-DOPA, jedoch häufig mit erforderlicher Dosissteigerung, von über 4 Jahre. Es ist bekannt, daß die Frequenz der PLM von Nacht zu Nacht stabil bleibt (Mosko et al. 1988). Ob dies jedoch auch unter L-DOPA gilt, sozusagen als dauernder Therapieeffekt über längere Zeiträume wie Monate und Jahre, ist bisher nicht bekannt. Aufgrund des oftmals fluktuierenden Spontanverlaufs sind Dosisanpassungen erforderlich. Der Spontanverlauf der Erkrankung kann durch diese symptomatische Therapie wahrscheinlich nicht beeinflußt werden. *Jedoch sind weitere Daten zur Langzeittherapie, insbesondere unter dem Aspekt, welche Patienten eine Augmentation unter L-DOPA entwickeln könnten, dringend notwendig.*

11.2 Kontrollierte und offene Studien mit Dopaminagonisten

Bereits 1988 konnten Walters et al. zeigen, daß eine Therapie der Schlafstörungen beim RLS mit Bromocriptin zu einer deutlichen, anhaltenden Reduktion der PLMS, einer Verbesserung der im Schlaflabor objektivierten Schlafqualität und zu einer subjektiven Erleichterung der RLS-Symptomatik führt (Walters et al. 1988b). In einer Dosierung von abendlich 7,5 mg Bromocriptin war die Therapie verträglich und wirksam. Der neuere Dopaminagonist Pergolid besitzt durch seine längere Halbwertszeit von bis zu 24 Stunden möglicherweise noch günstigere Eigenschaften zur Therapie des RLS. Falls sich unter der Therapie mit L-DOPA der oben beschriebene Rebound-Effekt oder eine Augmentation entwickelt, oder Patienten primär ein schwer ausgeprägtes RLS zeigen, sollte auf die Therapie mit Pergolid umgestellt werden (Earley u. Allen 1996) oder zumindest eine Kombination von L-DOPA und Pergolid verabreicht werden.

In einer *offenen Therapiestudie mit Pergolid* (Winkelmann et al. 1997) behandelten wir 15 Patienten mit RLS gemäß der Einschlußkriterien der International RLS Study Group (Walters et al. 1995a), die unter der Therapie mit L-DOPA/DDC-Inhibitor eine Augmentation ihrer Symptome erfuhren. Dies führte bei den meisten Patienten zu einer ersten und zweiten Dosiserhöhung. Alle Patienten litten unter einem schweren RLS, meist über viele Jahre. Details der Patienten und ihrer Vormedikation sind in Tabelle 11.4 dargestellt.

Methode: Bei allen Patienten wurde die L-DOPA-Medikation ausgeschlichen, und nach einem medikamentenfreien Intervall von mindestens 3 Tagen wurde die Therapie mit Pergolid in niedriger Dosierung von 0,05 mg begonnen. Alle Patienten erhielten vor Therapiebeginn mit Pergolid und während der ersten Wochen der Therapie 3 mal 10–20 mg Domperidon, um vegetative Nebenwirkungen, insbesondere Übelkeit, ausgelöst durch Pergolid, zu kupieren. Pergolid wurde als Einmaldosis zwei Stunden vor dem Zubettgehen verabreicht und täglich um 0,05 mg gesteigert. Den Patienten war es erlaubt, die Dosis nach der subjektiv verspürten Wirkung auf die RLS-Symptomatik und den Schlaf individuell zu titrieren.

Die *Ergebnisse der Studie* zeigten eine *deutliche Besserung der RLS-Symptome* unter Pergolid-Therapie bei 14 von 15 Patienten. Insbesondere die Symptome tagsüber sistierten völlig, die meisten Patienten waren auch nachts fast beschwerdefrei. Die Dosis, die die meisten Patienten als ausreichend empfanden, betrug im Mittel zwischen 0,2 und 0,35 mg Pergolid. Die Therapie wurde bei der zusätzlichen Gabe von Domperidon gut vertragen, geringgradige Nebenwirkungen wie Schwellungen der Nasenschleimhaut traten bei 4 Patienten auf. Weitere 3 Patienten litten weiterhin unter Schlaflosigkeit, obwohl ihre RLS-Beschwerden sistierten (siehe Tabelle 11.4).

Zusammenfassend zeigte diese offene Studie, daß Pergolid in niedriger Dosierung eine effektive Therapie bei RLS darstellt.

Tabelle 11.4. Offene Therapiestudie mit Pergolid: Patientenmerkmale und Dosierung der Behandlung

Patienten-Nr.	Geschlecht	Alter	RLS-Form	Dauer des RLS (Jahre)	vorherige Behandlung mit L-Dopa/DDC-Inhibitor (mg)	Einzeldosis (mg Pergolid)	Nebenwirkungen
1	w	71	idiopath.	36	300/75 CD	0,2	keine
2	m	56	sympt.	2	100/25 BZ	0,2	keine
3	w	72	idiopath.	7	300/75 BZ + 1 mg Clonazepam	1,2	keine
4	w	65	idiopath.	45	200/50 BZ	0,1	Schw. d. NS
5	w	53	idiopath.	12	100/25 BZ	unterbrochen	keine
6	m	46	sympt.	1	1000/250 CD	0,375	keine
7	w	66	idiopath.	30	500/125 CD	0,35	Schw. d. NS
8	m	56	idiopath.	36	500/125 BZ	1,25	keine
9	w	54	idiopath.	14	400/100 CD	0,35	lebhafte Träume
10	m	53	idiopath.	37	500/125 CD	0,375 + 200 mg L-Dopa/50 mg CD	Schw. d. NS
11	w	46	idiopath.	12	100/25 BZ	0,25	Benommenheit
12	m	60	idiopath.	30	250/62,5 BZ + 300 ret/75 CD	0,3	keine
13	w	70	idiopath.	30	50/12,5 BZ + 200 ret/50 BZ	0,5	keine
14	w	54	idiopath.	5	500/125 CD	0,1	keine
15	w	61	idiopath.	41	250/62,5 BZ + 200 ret/50 BZ	0,25	Schw. d. NS

ret = Retardform, CD = Carbidopa, BZ = Benserazid, DDC = Dopamin-Decarboxylase-Inhibitor
w = weiblich, m = männlich, Schw. d. NS = Schwellung der Nasenschleimhaut

Eine ebenfalls offene Studie über therapieresistente RLS-Syndrome, die erfolgreich mit Pergolid behandelt wurden, berichtet über eine hohe *Nebenwirkungsrate* mit vegetativen Symptomen, insbesondere Auftreten von Übelkeit (Lin et al. 1995). Dabei war kein Domperidon verabreicht worden, das zu Therapiebeginn sicher entscheidend für die Verträglichkeit und damit auch die Compliance des Patienten ist. Die persistierende *Insomnie,* die bei 3 Patienten obiger Studie beobachtet wurde, wurde auch von Silver et al. (1995) berichtet, die ebenfalls RLS-Patienten offen mit Pergolid behandelten. Die Autoren empfahlen eine zusätzliche, niedrig dosierte Gabe eines kurzwirksamen Benzodiazepins, um die Einschlafstörung zu behandeln.

Die *Augmentation* hatte sich bei allen Patienten *zurückgebildet,* wie auch in einer weiteren offenen Studie gezeigt werden konnte (Early u. Allen 1996). In dieser offenen Beobachtung wurde der Therapieverlauf von 51 Patienten aufgezeichnet, die initial mit L-DOPA/Carbidopa behandelt wurden. Während 39% der Patienten weiterhin L-DOPA mit ausreichender Wirkung einnahmen, wechselten 50% aus oben genannten Gründen zu Pergolid. Bei *vier Patienten* von 26 trat ebenfalls *unter Pergolid eine geringe Augmentation* ein. Die Autoren stellten fest, daß Patienten mit häufigen PLMS besser auf L-DOPA reagierten, während klinisch schwer betroffene RLS-Patienten schnell eine Augmentation entwickelten und insgesamt besser auf *Pergolid* ansprachen. Inwieweit und in welcher Häufigkeit Pergolid vergleichbar dem L-DOPA eine *Augmentation* hervorrufen kann, ist bisher *nicht geklärt* und bedarf *Langzeitstudien.*

Ähnlich wie bei L-DOPA kann der *Wirkmechanismus von Pergolid* beim RLS bisher *nicht erklärt* werden. Aus tierexperimentellen Studien ist bekannt, daß neben den striatalen Dopaminrezeptoren auch *D1- und D2-Rezeptoren spinal* nachgewiesen werden können und Pergolid auch eine spinale Wirkung, insbesondere auf nociceptive Bindungsstellen zeigt (Shannon et al. 1991). Günstig erscheint in jedem Fall die lange *Plasmahalbwertszeit.*

11.3 Therapie des RLS mit Opiaten

Die *Therapie mit Opiaten* gehört zu den *allerersten Therapieberichten* der Erkrankung überhaupt. Bereits Thomas Willis (1685) beschreibt die Wirksamkeit einer „Opiumtinktur“ bei der „Unruhe der Beine“. In den 60er Jahren dieses Jahrhunderts berichtete Ekbom (1960) über die Wirksamkeit von Opiaten beim RLS. Diese Beobachtung wurde in den folgenden Jahren in zahlreichen offenen Studien bestätigt (Trzepacz et al. 1984; Hening et al. 1986; Sandyk et al. 1987b; Hening u. Walters 1989; Kaplan et al. 1993). In einer placebokontrollierten Crossover-Studie mit *Oxycodon,* einem Codeinderivat, konnte bei idiopathischen RLS-Patienten eine signifikante Verbesserung der Schlafeffizienz, eine *Reduktion der polysomnographisch gemessenen PLMS und eine subjektive deutliche Verbesserung der RLS-Beschwerden* und des Schlafes erreicht werden. Dabei wurde insgesamt im Mittel 15,9 mg Oxycodon über mehrere Dosen verteilt abends bzw. nachts appliziert (Walters et al. 1993). *Propoxyphen,* das ebenfalls in einigen Studien verwandt wurde, reduzierte nur PLMS-assoziierte Arousals und verbesserte die Schlafeffizienz in einer *abendlichen Einmaldosis* von 200 mg (Kaplan et al. 1993).

Eigene, nicht kontrollierte Erfahrungen zeigen eine gute Wirksamkeit von Tilidin in Kombination mit einer geringen Dosis Naloxon, einem Opiatantagonisten. Die subjektiven Symptome, insbesondere Dysästhesien und Schmerzen, sprechen gut auf eine mehrmalige Dosierung von 50 mg *Tilidin/4 mg Naloxon* (entsprechend 20 Tropfen *Valoron N*) an. In der in Kapitel 4.3 beschriebenen Familie sprechen beispielsweise sämtliche behandlungsbedürftigen Familienmitglieder mit RLS ausgezeichnet auf diese Medikation an, teilweise seit Jahren. Eine Dosissteigerung wurde nicht beobachtet, ebenso keine Suchtproblematik.

Da Tilidin wegen der Wirkdauer von 3 bis 4 Stunden oft mehrmals eingenommen werden muß, können bei ausgeprägtem RLS *langwirksame Opiate* von Vorteil sein, insbesondere wenn neben den Schlafstörungen auch tagsüber Beschwerden auftreten. Eigene Erfahrungen zeigten eine gute Wirksamkeit von *Dihydrocodein* als Retardpräparat (z.B. DHC 60). In einer Dosierung von 40 mg Dihydrocodein morgens und abends konnten wir 4 urämische und 3 idiopathische RLS-Patienten über 24 h beschwerdefrei halten. Aus den USA sind positive Erfahrungen mit *hochpotenten Opiaten wie Methadonhydrochlorid* (5–30 mg pro Tag) bei schwer betroffenen Patienten bekannt (Richard Allen, persönliche Mitteilung, Baltimore, 1995). Schwere Fälle können auch in bestimmten Situationen, z.B. postoperativ oder bei pharmakologischer Verschlechterung des RLS, z.B. bei inzidenteller Gabe von Neuroleptika, durch eine lokale Applikation von *Morphinsulfat mittels epiduralen Katheter* sofort gebessert werden (Vahedi et al. 1994). Durch die epidurale Gabe mit entsprechend geringer Dosierung können systemische Nebenwirkungen vermieden werden.

Die wichtigsten *Nebenwirkungen* der *Opiate*, insbesondere hochpotenter wie Dihydrocodein, sind Obstipation und Übelkeit. Weitere Nebenwirkungen können Müdigkeit und Sedierung mit verminderter Fahrtauglichkeit sein.

Die Frage nach Entstehung einer *Toleranzentwicklung* ist bei der Therapie des RLS kaum relevant. RLS-Patienten benötigen Opiate ähnlich wie Schmerzpatienten zur Remission extrem unangenehmer Symptome. In einer erfolgreichen Anwendung der Opiate über mehrere Jahre wurde keine Toleranzentwicklung und *keine Suchtproblematik* festgestellt (Hening u. Walters 1989). Opiate dürfen trotzdem nicht abrupt abgesetzt werden, sondern müssen bei länger dauernder Therapie langsam über Wochen ausgeschlichen werden. Alternativ und überlappend sollte eine andere Therapie begonnen werden. Der Wirkmechanismus der Opiate ist bislang unbekannt, zu vermuten wäre eine Wirkung an spinalen Schmerzrezeptoren.

11.4 Therapie des RLS mit Benzodiazepinen

In den ersten Therapiestudien des RLS wurde die Behandlung mit Benzodiazepinen als wirksam erkannt. Sie gelten bis heute als *alternative Therapie*, wenn dopaminerge Präparate und Opiate nicht gegeben werden können oder nicht vertragen werden. Für die Anwendung von Benzodiazepinen sprechen vor allem subjektive Verbesserungen der RLS-Symptomatik und der Schlafqualiät. *Clonazepam* ist gut untersucht und das Mittel der Wahl unter den Benzodiazepinen (Matthews

1979; Montagna et al. 1984; Boghen et al. 1986; Peled u. Lavie 1987). Montagna et al. (1984) untersuchten bei 6 Patienten mit RLS in einer kontrollierten Studie die Wirksamkeit von 1 mg Clonazepam und fanden eine Reduktion der subjektiv als sehr unangenehm empfundenen sensiblen Symptome mit einer signifikanten Zunahme der subjektiven Schlafqualität unter der Behandlung.

Als *Wirkmechanismus* der Benzodiazepine wird eine Anhebung der Weckschwelle vermutet, wodurch sich die durch PLMS hervorgerufene störende Arousal-Reaktion und ihre Wirkung auf den Schlaf vermindern läßt (Milter et al. 1986). Ohanna und Mitarbeiter (1985) konnten eine Reduktion der PLMS durch Clonazepam zeigen, andere Studien konnten dies nicht bestätigen. So fanden Milter et al. (1986) eine Reduktion der Arousal-Frequenz und der Aufwachphasen bei gleichbleibender PLMS-Frequenz unter einer einmaligen Dosierung von 1 mg Clonazepam abends bei RLS-Patienten. *Ob Benzodiazepine einen spezifischen Effekt auf PLMS zeigen, ähnlich L-DOPA oder den Opiaten, ist deshalb weiterhin unklar.*

In offenen Studien wurde Clonazepam bei niereninsuffizienten RLS-Patienten mit einer Dosierung von 0,5–1 mg bis zu 2mal täglich bzw. abendlich verabreicht und zeigte eine fast vollständige Remission der subjektiv geklagten Beschwerden (Read et al. 1981; Braude u. Barnes 1983). Die Autoren berichten, daß die Patienten auf andere Benzodiazepine wie Tenazepam, Diazepam und Lorazepam nur unzureichend angesprochen haben.

Benzodiazepine wie Triazolam (Bonnet u. Arrand 1991; Doghramji et al. 1991) und Alprazolam (Scharf et al. 1986) gelten ebenfalls als wirksam in offenen Studien. Ebenso wurde aber auch eine Verschlechterung von RLS durch kurzwirksame Benzodiazepine beschrieben, möglicherweise als Rebound-Effekt (Lauerma et al. 1991).

Benzodiazepine sollten insbesondere dann verabreicht werden, wenn die Therapie mit dopaminergen Substanzen oder Opiaten eine vorbestehende Insomnie nicht ausreichend therapiert. Möglicherweise wirken dopaminerge Präparate bei einigen Patienten auch aktivierend. Bei der Behandlung mit Pergolid ist dies bei mehreren Patienten beobachtet worden (Silver et al. 1995; Winkelmann et al. 1997). Die Therapie der Wahl besteht dann in der Gabe von 1 bis maximal 2 mg Clonazepam oder 10 mg Zolpidem vor dem Zubettgehen. Weiterhin können Benzodiazepine unbesorgt intermittierend zusätzlich in Krisensituationen wie Krankheit, Bettlägerigkeit, Operationen oder bei ausgeprägten psychischen Belastungen verabreicht werden. Bei einer längerfristigen Therapie sollte dopaminergen Präparaten oder Opiaten der Vorzug gegeben werden.

11.5 Alternative Therapien

Alternative Therapien bestehen u.a. in der Gabe von *Carbamazepin* (Telstad et al. 1984; Zucconi et al. 1989). Die Wirksamkeit von Carbamazepin auf den Schlaf bei RLS wurde in einer offenen Studie polysomnographisch von Zucconi et al. (1989) untersucht. Es zeigte sich bei einer Dosis von 3–5mg/kg Körpergewicht (entsprechend 200–300 mg Einmaldosis am Abend) eine deutliche Besserung der Schlafeffizienz, parallel dazu eine Verbesserung der subjektiven Schlafqualität und der RLS-Beschwerden. Die Anzahl der PLMS und des PLMS-Arousal-Index war hingegen gering erhöht. Diese Ergebnisse galten jedoch nur für sieben von neun Patienten, den sogenannten Respondern, die überhaupt eine Wirkung durch Carbamazepin verspürten. In einer weiteren, kontrollierten Studie nahm die Anzahl der von den Patienten berichteten „RLS-Episoden" bei einer Einmaldosis von 300 mg Carbamazepin am Abend signifikant ab. Da keine polysomnographische Ableitung durchgeführt wurde, kann die Änderung der PLMS-Frequenz nicht beurteilt werden (Larsen et al. 1985).

In den letzten Jahren sind nach Verbreitung der dopaminergen Therapie *kaum Untersuchungen zur Therapie mit Carbamazepin* durchgeführt worden, und Carbamazepin gilt weder als Medikament erster, noch zweiter Wahl.

Eigene Erfahrungen mit Carbamazepin liegen kaum vor, bei wenigen behandelten Patienten zeigte sich in keinem Fall eine suffiziente Besserung durch eine Monotherapie des RLS mit Carbamazepin.

Die für Carbamazepin bekannten *Nebenwirkungen* wie Übelkeit, Schwindel, Benommenheit, allergische Reaktionen und Blutbildveränderungen wie Leukopenie gelten ebenso in niedriger Dosierung.

Die Wirkung von *Clonidin* beim RLS beruht auf der vermutlich noradrenergen Potenz des Clonidin. Bereits 1989 führten Ausserwinkler und Schmidt die erste kontrollierte Studie mit Clonidin beim urämischen RLS durch, jedoch ohne Kontrolle der Wirksamkeit mittels Polysomnographie. Es zeigte sich eine deutliche subjektive Besserung der RLS-Beschwerden durch Clonidin. Weitere offene Studien bestätigten die positive Wirkung von Clonidin bei RLS (Handwerker u. Palmer 1985; Bamford u Sandyk 1987; Bastani u. Westervelt 1987; Cavatorta et al. 1987; Zoe et al. 1994). In einer kontrollierten Studie mit polysomnographischer Evaluation wurde bei einer mittleren Dosis von 0,5 mg *Clonidin* täglich eine *subjektive Besserung der Schlafstörung* und der RLS tagsüber erreicht, jedoch nur eine *geringe Abnahme* der Schlafeffizienz und der *PLMS-Frequenz.* Die *Einschlaflatenz* konnte signifikant *verkürzt* weden (Wagner et al. 1994). Eine Langzeitbeobachtung oder längerfristige Einnahme von Clonidin wird in der Literatur nicht berichtet. Da derzeit wirksamere Substanzen zur Verfügung stehen, kann *Clonidin derzeit kaum mehr als Alternative* empfohlen werden.

In den letzten Jahren wurden vermehrt günstige Wirkungen von *Valproinsäure* auf RLS und PLMD beschrieben (Ehrenberg 1991; Ehrenberg et al. 1995). In diesen offenen und später in einer kontrollierten Therapiestudie zeigte sich eine polygraphisch nachweisbare *signifikante Reduktion der PLMS-Frequenz* und des PLMS-Arousal-Index unter Behandlung mit 300 mg Valproinsäure als abendliche Einmaldosis. Relevante Nebenwirkungen waren darunter nicht aufgetreten.

Neuere *Antikonvulsiva,* wie z.B. Gabapentin werden derzeit auf ihre Wirksamkeit bei RLS untersucht. Erste offene Studien zeigten eine deutliche subjektive Verbesserung des Schlafes und der RLS-Symptomatik sowie eine Reduktion der PLMS-Frequenz (Mellick u. Mellick 1995). Der Wirkmechanismus ist dabei nicht bekannt, eine direkte gabaerge Wirkung soll Gabapentin nicht besitzen (Taylor 1994).

Zur Wirksamkeit von *Baclofen* liegen offene Studien vor, die die Substanz entweder oral (Guilleminault u. Flagg 1984) oder intrathekal (Kravitz et al. 1992) verabreichen. Es zeigte sich eine Reduktion der PLMS, weitere Erfahrungen sind nicht bekannt.

Die Behandlung mit 3 mg *L-Tryptophan* am Abend wurde unter der Vorstellung einer zentralen serotonergen Stimulation beim RLS erprobt. Bei einer polysomnographischen Kontrolle fand sich weder eine Reduktion der Beinbewegungen noch eine Verbesserung der Schlafeffizienz, subjektiv zeigte sich ebenfalls keine ausreichende Wirkung (Guilleminault et al. 1987). Zwei Patienten einer weiteren Untersuchung hatten über eine deutliche subjektive Besserung ihrer Schlafstörung berichtet (Sandyk 1986).

Erste Berichte zur *nicht-pharmakologischen Therapie* mit einer Elektrostimulation der Zehen und Füße vor dem Einschlafen (Kovacevic-Ristanovic et al. 1991) oder einer kognitiv orientierten Verhaltenstherapie zur Schlafhygiene (Edinger et al. 1995) deuten neue Richtungen der RLS-Therapie an, die bisher jedoch nicht über Einzelfallberichte hinausgehen.

Von abendlichen Entspannungsübungen oder autogenem Training zur Erleichterung der RLS-Beschwerden ist abzuraten, da dies die Symptomatik durch die Entspannung erst hervorrufen kann. Ebenso scheinen sich schwere körperliche Anstrengungen eher verschlechternd auf die RLS-Symptomatik auszuwirken, als daß eine Verbesserung des Schlafes oder der Einschlaflatenz erzielt wird.

KAPITEL 12

Praktische Therapieempfehlungen bei RLS 12

12.1 Therapiebeginn

Zusammenfassend gilt, daß das idiopathische RLS wie auch symptomatische Formen des RLS zu pharmakologisch gut therapierbaren Erkrankungen zählen. Den Patienten muß jedoch vor Therapiebeginn verdeutlicht werden, daß es sich um eine rein *symptomatische Therapie* handelt, und daß nach Absetzen der Therapie die Erkrankung in ihrer ursprünglichen Ausprägung wiederauftreten kann. Ein Therapiebeginn sollte die Reihenfolge von Substanzen erster und zweiter Wahl enthalten, außer es liegen jeweils Kontraindikationen vor. Weiterhin sollte immer zuerst eine Monotherapie erfolgen, bevor Kombinationstherapien, für die bisher auch keine Studien vorliegen, erprobt werden.

Wenn die Diagnose RLS gestellt wurde, entweder nur klinisch oder klinisch *und* polysomnographisch und eine Therapieindikation besteht, sollte *primär* mit einer *dopaminergen Therapie* begonnen werden. Das Ansprechen auf eine dopaminerge Therapie kann dann als eine weitere Bestätigung der Diagnose gewertet werden. Falls keine Kontraindikationen bestehen, wird bei Einschlafstörungen 50 mg L-DOPA+DDC-Inhibitor als Standardpräparation am Abend eine Stunde vor dem Zubettgehen verabreicht. Patienten, die unter Durchschlafstörungen ohne Einschlafstörungen leiden, kann zunächst ein L-DOPA Retardpräparat (z.B. 125 mg Madopar Depot) vor dem Einschlafen verabreicht werden. Die Wirkung von L-DOPA auf das RLS ist eine sofortige, d.h. der Patient sollte bereits in der ersten Nacht eine Änderung seiner Beschwerden bemerken. Wenn nach 50 mg L-DOPA in der ersten Nacht nur eine geringe Änderung der Symptomatk eintritt, sollte die Dosis auf 100 mg L-DOPA in der zweiten Nacht erhöht werden. Falls unter 50 mg L-DOPA evtl. eine leichte Übelkeit auftritt, kann am zweiten Tag vor L-DOPA-Einnahme 20 mg Domperidon verabreicht werden.

Eine Steigerung der L-DOPA-Einzeldosis kann bis zu 200 mg erfolgen. Sollte unter dieser Dosis keine Änderung der RLS Symptomatik bemerkt werden, insbesondere keine Besserung der sensiblen Symptome und des Bewegungsdranges, muß man nach unserer Erfahrung davon ausgehen, daß das *Restless Legs Syndrom* des Patienten *nicht* auf eine *dopaminerge Therapie* anspricht. Dann wird auch eine Therapie mit Dopaminagonisten erfahrungsgemäß keine Wirkung zeigen und man sollte einen *Therapieversuch mit Opiaten* beginnen.

Patienten, bei denen aus kardialer oder andere Ursache *dopaminerge Präparate kontraindiziert* sind, sollten primär mit *Opiaten,* z.B. 20 Tropfen Tilidin (Valoron N) vor dem Zubettgehen behandelt werden. Auch unter dieser Therapie sollte die Wirkung in derselben Nacht auftreten und zu einer deutlichen Besserung der Beschwerden führen. Gegebenenfalls sollte dann eine Dosissteigerung bzw. Anpassung in den folgenden Nächten durchgeführt werden.

Falls ein RLS weder auf L-DOPA noch auf Opiate eine Besserung zeigt, sollte die *Diagnose* nochmals *überprüft* werden, ob nicht eine andere Art der Insomnie, ein Schlaf-Apnoe-Syndrom oder nächtliche Schmerzen anderer Genese differentialdiagnostisch zu diskutieren sind. Vor einer Therapie mit Benzodiazepinen oder alternativen Therapieversuchen sollte dann eine Schlafpolygraphie durchgeführt werden, um die Diagnose zu bestätigen.

Nach unseren Erfahrungen spricht ein RLS grundsätzlich auf eine dopaminerge oder opioiderge Therapie an. Die Dosierung und Verteilung der Substanzen muß jedoch entsprechend eingestellt werden, bis eine optimale Therapiewirkung erreicht wird.

Auch symptomatische Restless Legs Syndrome sollten nach obigem Therapiebeginn eine Besserung zeigen, unabhängig davon, welcher Genese sie sind.

12.2 Besonderheiten der Therapie urämischer und anderer symptomatischer RLS-Formen

Die Notwendigkeit der Therapie urämischer Restless Legs Syndrome sollte nicht unterschätzt werden. Erstens ist die *Lebensqualität* von Dialysepatienten durch die Erkrankung per se eingeschränkt, weiterhin erreichen urämische Restless Legs Syndrome oft einen *ausgeprägteren Schweregrad* als idiopathische. Leider liegen zur Therapie des urämischen RLS weniger kontrollierte Studien vor als beim idiopathischen (siehe Kapitel 11).

Auch bei urämischen Patienten zählt jedoch die Therapie mit L-DOPA als Mittel erster Wahl. In obiger Untersuchung zeigte sich die Wirksamkeit von L-DOPA auf die Frequenz periodischer Beinbewegungen, Einschlaflatenz und Lebensqualität tagsüber (siehe Kapitel 11.1.1). Die Verträglichkeit von L-DOPA/Benserazid bei Niereninsuffizienz konnte bei Dialysepatienten ohne RLS nachgewiesen werden. Dabei zeigte sich unter einer Dosis von 100–200 mg L-DOPA/Benserazid, daß die Metaboliten von L-DOPA und Benserazid in höherer Konzentration und bis auf die doppelte verlängerte Plasmahalbwertszeit nachgewiesen werden konnten, ohne daß die Patienten über Nebenwirkungen klagten (Crevoisier et al., Hoffmann-La Roche, im Druck).

Die Therapie des urämischen RLS sollte deshalb grundsätzlich wie die des idiopathischen erfolgen. Bei Einschlafstörungen kann 100–200 mg L-DOPA, ggf. zusätzlich vor dem Schlafengehen ein Depotpräparat, verabreicht werden, falls ausgeprägte Durchschlafstörungen vorliegen.

Treten RLS-Beschwerden bei Dialysepatienten auch tagsüber auf, insbesondere während der Zeit der Dialyse, sollte eine *symptomatische Therapie eine Stunde vor Dialysebeginn* mit 100–200 mg L-DOPA standard erfolgen. Insgesamt sollte jedoch eine Dosis von 500–600 mg L-DOPA entweder in Standard- oder in Depotformen pro 24 h nicht überschritten werden. Wenn unter einer derartigen Dosierung noch weiter RLS-Beschwerden bestehen, liegt möglicherweise eine Augmentation tagsüber vor oder ein Wirkungsverlust der L-DOPA-Behandlung. Dann kann *alternativ* auf einen *Dopaminagonisten*, z.B. Pergolid, übergegangen werden. Nach unseren eigenen Erfahrungen an einzelnen Dialysepatienten stellt die Therapie mit Pergolid beim schweren RLS unter Dialyse eine echte Alternative der Behandlung dar. Dabei müssen jedoch die Kontraindikationen und mögliche Nebenwirkungen berücksichtigt werden. So treten unter Pergolid vermehrt hypotone Kreislaufregulationsstörungen auf, Übelkeit, oder Herzrhythmusstörungen. Ein Therapiebeginn mit Pergolid sollte deshalb sorgfältig überwacht werden und unbedingt in niedrigster Dosierung mit 0,05 mg begonnen werden. Zusätzlich ist auch bei urämischen Patienten die Gabe von Domperidon anfangs erforderlich.

Die Gabe von *Benzodiazepinen* ist bei niereninsuffizienten und Dialysepatienten, auch wegen Insomnie unterschiedlicher Ätiologie, relativ häufig. Beim RLS wurde unter 0,5–1 mg Clonazepam eine fast vollständige Besserung der Schlafstörungen erreicht (Read et al. 1981). Nach unserer Erfahrung eignen sich Benzodiazepine überwiegend zur *Kombinationstherapie* mit dopaminergen Substanzen beim urämischen RLS und sind nicht ausreichend als alleinige Behandlung eines ausgeprägten RLS.

Falls dopaminerge Substanzen nicht ausreichen, um Beschwerdefreiheit zu erreichen, sollte vielmehr ein Therapieversuch mit Opiaten unternommen werden. Auch hier gilt Tilidin nach unserer Erfahrung als geeignet, um eine Ansprechen auf eine Opiattherapie zu verifizieren. Da Tilidin (z.B. 20 Tropfen Valoron N) eine Halbwertszeit von 3–4 Stunden aufweist, kann eine zweite Gabe während der Nacht oder mehrfach tagsüber notwendig werden. Falls diese nicht ausreicht, sollte auf ein Retardpräparat, möglichst aus der Codeingruppe, übergegangen werden (z.B. DHC 60). Untersuchungen zur Langzeittherapie bei RLS und Urämie liegen bisher nicht vor. Nach unseren Erfahrungen zeigen insbesondere Kombinationstherapien, z.B. L-DOPA und Opiate oder Benzodiazepine, auch langfristig eine gute Wirkung, weil damit die Einzeldosierungen geringer gehalten werden können. Alternative Therapien wie Gabapentin o.ä. sind bisher bei urämischem RLS nicht verabreicht worden.

Weitere symptomatische Restless Legs Syndrome sollten, wenn möglich, therapiert werden, indem die auslösende oder *assoziierte Erkrankung* primär *behandelt* wird. Dies gilt insbesondere für die *Eisenmangelanämie.* Der Serum-Eisen-Spiegel sollte unter Substitution regelmäßig kontrolliert werden, ggf. sollte eine intravenöse Eisensubstitution erfolgen. Falls keine oder keine ausreichende Besserung der RLS-Symptomatik erreicht wird, kann intermittierend auch eine Therapie mit L-DOPA erfolgen.

In der *Schwangerschaft* sollte, wenn möglich, auf eine pharmakologische Therapie verzichtet werden. Untersuchungen zur Therapie in der Schwangerschaft liegen außer Einzelmitteilungen nicht vor. Da die Beschwerden vor allem im letzten Trimenon auftreten, können bei ausgeprägter Symptomatik auch Benzodiazepine, z.B. Clonazepam 1 mg oder Carbamazepin, das eine gute Wirksamkeit in der Schwangerschaft zeigen soll, verabreicht werden. Eigene Erfahrungen liegen nicht vor. Eine dopaminerge Therapie sollte vermieden werden.

Bei den unterschiedlichen *Stoffwechselstörungen* sollten diese primär therapiert werden, bei arzneimittelinduzierten RLS, z.B. durch Neuroleptika, sollten diese Substanzen dringend und umgehend *abgesetzt* werden. Trotz Absetzen können Dopamin-D2-blockierende Substanzen noch tagelang RLS-Symptome auslösen bzw. verschlechtern. Eine dopaminerge Therapie ist in diesem Fall wirkungslos, da die Rezeptoren wahrscheinlich blockiert sind. Alternativ können *Opiate* gegeben werden, wie in Einzelfällen auch mittels einer *epiduralen Applikation* beschrieben (Vahedi et al. 1994).

12.3 Langzeittherapie des RLS

Wenn nach Therapiebeginn feststeht, auf welche Substanzen ein Patient anspricht, sollten Überlegungen bezüglich der Dauer, Dosis und Verteilung der Therapie beginnen.

Dabei erscheint es sinnvoll, die Schwere eines RLS mit zu berücksichtigen. Derzeit kann das RLS nur nach subjektiven Kriterien des einzelnen Behandelnden in Schweregrade eingeteilt werden. Die International RLS Study Group arbeitet zur Zeit an einer Skala zur Erfassung der Schwere eines RLS. Bis einheitliche Kriterien hierfür erstellt werden, würden wir eine therapeutisch orientierte Einteilung wie folgt empfehlen:

- *Mildes RLS:* Intermittierendes Auftreten von Schlafstörungen, bis zu 3mal/Woche, Remissionsphasen von Tagen und Wochen, und /oder Beschwerden bei Provokationssituationen: Theater, Busreisen etc.
- *Mäßiges, mittelschweres RLS:* Fast tägliches Auftreten von Schlafstörungen, durch die Schlafstörungen deutlich beeinträchtigt, Symptome am Abend fast täglich, Vermeidung provozierender Situationen.
- *Schweres RLS:* Tägliche, ausgeprägte Schlafstörungen, täglich auch im Wachen tagsüber Beschwerden, Ruhephasen kaum mehr möglich, keine Remissionsphasen.
- *Schweres RLS trotz Therapie:* Patient ist kaum mehr symptomfrei trotz begonnener Therapie, tagsüber unter ausgeprägten Symptomen leidend, Schlaf ohne medikamentöse Therapie nicht mehr möglich.

12.3.1 Therapie des milden RLS

Bei jungen Patienten unter 40 Jahren oder bei milden Verlaufsformen werden meist nur intermittierende RLS-Beschwerden beobachtet. Diese erfordern entweder keine therapeutische Intervention oder nur eine unregelmäßige, symptomatische Therapie. Hier eignet sich am besten die Einnahme von L-DOPA standard am Abend, evtl. auch vor einem geplanten Konzertbesuch, vor Konferenzen und ähnlichem. Falls eine Wirkung sehr kurzfristig eintreten soll, kann nach unserer Erfahrung z.B. Madopar LT (entsprechend 100 mg L-DOPA) aufgelöst und getrunken werden. Ein Wirkungseintritt ist nach 15–20 min zu erwarten.

Der Patient sollte selbst nach Bedarf die L-DOPA-Einnahme dosieren und bis zu einer Gesamtdosis von ca. 300 mg/24 h maximal selbständig verteilen. Bei Durchschlafstörungen sollte man auf die Möglichkeit der Kombination mit einem L-DOPA-Depotpräparat aufmerksam machen. Benzodiazepine oder Opiate sollten bei einer leichten Ausprägung vermieden werden, wenn L-DOPA wirksam ist.

12.3.2
Therapie des mäßigen, mittelgradigen RLS

Wenn - wie häufig beim mittelgradigen RLS - eine Dauertherapie zumindest in niedriger Dosierung notwendig werden sollte, kann primär ebenfalls mit L-DOPA 100–200 mg begonnen werden. Leider ist es derzeit noch nicht möglich, vorherzusehen, welche Patienten eine Augmentation unter L-DOPA entwickeln werden, möglicherweise hängt diese Frage jedoch mit der Schwere des RLS zusammen. Patienten, die bereits vor Therapiebeginn über RLS-Beschwerden tagsüber klagen, sollten möglicherweise primär mit einem Dopaminagonisten behandelt werden, wenn eine positive dopaminerge Antwort vorher getestet wurde. Wenn Pergolid verabreicht wird, muß von einer langsamen Aufdosierungsphase von mindestens 1 Woche bis 10 Tagen ausgegangen werden. Parallel dazu sollte dem Patienten die Einnahme von Domperidon in flexibler Dosierung erklärt werden. Die Patienten sollten darauf hingewiesen werden, daß es sich hierbei um eine Dauertherapie und keine Bedarfsmedikation handelt, d.h. Pergolid kann weder akut in der therapeutisch wirksamen Dosierung gegeben werden, noch akut bei RLS-auslösenden Situationen verabreicht werden. Die lange Halbwertszeit und der Wirkungseintritt erst nach ca. 2 Stunden gewähren eine gleichmäßige Therapie über 24 Stunden, evtl. bei täglich zweimaliger Einnahme.

Alternativ kann beim mäßigen RLS eine Dauertherapie mit niedrig dosierten Opiaten erfolgen. Hier wird am günstigsten das Ansprechen auf Opiate mit der Gabe von 20 Tropfen Valoron N getestet, um dann evtl. auf ein Retardpräparat überzugehen. Bei milderen Verlaufsformen wird Propoxyphen (Develin retard) ausreichend wirken, bei Zunahme der Symptomatik ist die Therapie mit Dihydrocodein, z.B. DHC 60, einem Retardpräparat, zu empfehlen. Auch hier sollte möglichst eine Monotherapie angestrebt werden.

12.3.3
Therapie des schweren RLS und des RLS-Status

Falls Patienten bereits unter Therapie eine weiterhin quälende Symptomatik beschreiben, eine schwere Schlafstörung oder das Einschlafen ohne Einnahme von Medikamenten nicht mehr möglich ist, sollte primär die Gabe eines Dopaminagonisten, z.B. Pergolid (Parkotil) angestrebt werden. Die Aufdosierung erfolgt wie oben beschrieben. Parallel dazu kann bei Einschlafstörungen eine Kombinationstherapie mit Opiaten, Benzodiazepinen oder Zolpidem erfolgen.

Untersuchungen zur Wirksamkeit und Verträglichkeit von Kombinationstherapien liegen bisher nicht vor. Nach unseren eigenen Erfahrungen ist eine Kombination von L-DOPA oder einem Dopaminagonisten mit Benzodiazepinen oder Opiaten eine geeignete Kombination.

Langfristig sollte ein Therapieschema, meist in einer Kombination von dopaminergen Substanzen und Benzodiazepinen/Opiaten mit Dopaminagonisten ausgearbeitet werden.

Patienten, die unter *schwerstem RLS*, dem sogenannten *„RLS-Status“* mit ausgeprägten Myoklonien und Bewegungsdrang leiden, können in einer akuten Verschlechterung, z.B. postoperativ oder nach Neuroleptikagabe, kurzzeitig mit epiduraler Gabe von Opiaten behandelt werden, die eine sofortige Beschwerdefreiheit herbeiführen (Vahedi et al. 1994). Langfristig gibt es Erfahrungen mit Methadongaben in Kombination mit dopaminergen Substanzen (June Fry, Philadelphia, persönliche Mitteilung, 1995).

Erfahrungsgemäß sollten bei schwer ausgeprägten Restless Legs Syndromen, die häufig familiär sind, Kombinationstherapien bevorzugt werden, um die Dosis zu minimieren und die Wirkung der Einzelsubstanzen zu erhalten.

Die therapeutischen Überlegungen und Entscheidungsprozesse sind in Abb. 12.1 dargestellt.

Obwohl die optimale Behandlung eines Patienten mit RLS oftmals einer *längerfristigen Differentialtherapie* bedarf, ist jedoch keineswegs eine hoffnungslose oder pessimistische Prognose gerechtfertigt. Nicht selten kann die richtige therapeutische Einstellung nur durch geduldiges Ausprobieren einzelner Substanzen und Kombinationen erreicht werden.

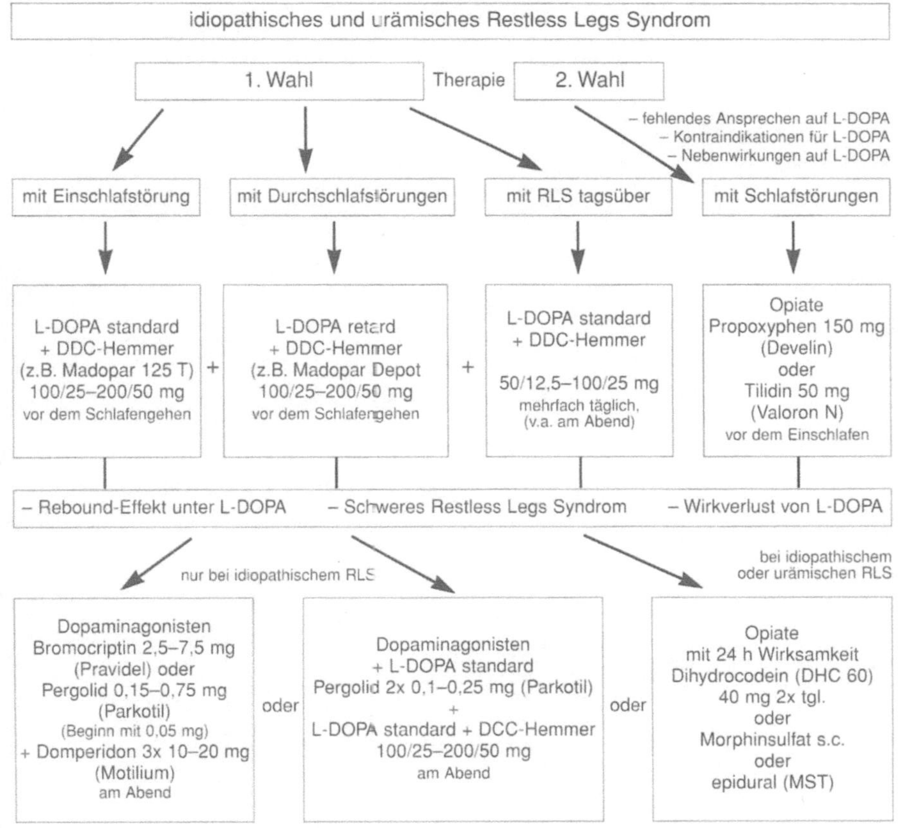

Abb. 12.1. Flußdiagramm zum pragmatischen Vorgehen in der Therapie des idiopathischen und urämischen RLS (Einzelheiten siehe Kapitel 12)

Eine psychische Unterstützung des Patienten und das Wissen, daß er mit seinen Beschwerden nicht allein gelassen ist, bewirkt oft einen entscheidenden Fortschritt in der Einstellung zur Erkrankung. Hier erwies sich der *Kontakt zur Selbsthilfegruppe für RLS, dem Deutschen RLS e.V.*, der 1995 in München gegründet wurde, als besonders hilfreich. Patienten können dort neben Informationsmaterialien auch Kontakte zu Mitpatienten erhalten und erkennen oftmals in einem klärenden Gespräch, wie häufig die Erkrankung auftritt und daß eine medikamentöse Therapie die Schlafstörungen und die Lebensqualität entscheidend verbessern kann.

Die Selbsthilfegruppe kann schriftlich oder telefonisch erreicht werden unter folgender Anschrift:

Deutscher Restless Legs RLS e.V.
Schillerstr. 3a
80336 München
Tel. 0 89 / 55 02 88, 80, 81

Literatur

Akpinar S (1982) Treatment of restless legs syndrome with levodopa plus benserazide. Arch Neurol 39:739

Akpinar S (1987) Restless legs syndrome: treatment with dopaminergic drugs. Clin Neuropharmacol 10:69–79

Allen RP, Earley CJ (1996) Augmentation of the restless legs syndrome with carbidopa/levodopa. Sleep 19:205–213

Allison FG (1943) Obscure pains in the chest, back or limbs. Can Med Assoc J 48:36

American Sleep Disorders Association (1990) Periodic limb movements disorder and restless legs syndrome. The International Classification of Sleep Disorders Diagnostic and Coding Manual. Allen Press Inc., Lawrence, Kansas, pp 65–71

American Sleep Disorders Association Report (1995) Practice parameters for the use of actigraphy in the clinical assessment of sleep disorders. Sleep 18:285–287

Ancoli-Israel S, Kripke DF, Mason W, Messin S (1985) Sleep apnea and periodic movements in an aging sample. J Geront 40:419–425

Ancoli-Israel S, Kripke DF, Klauber MR, Mason WJ, Fell R, Kaplan O (1991) Periodic limb movements in sleep in community-dwelling elderly. Sleep 14:496–500

Aschoff J (1979) Circadian Rhythms: general features and endocrinological aspects. In: Krieger DT (ed) Comprehensive endocrinological series. Endocrine rhythms. Raven Press, New York, pp 1–63

Askenasy JJ, Weitzman ED, Yahr MD (1987) Are periodic movements in sleep a basal ganglia dysfunction? J Neural Transm 70:337–347

Atlas Task Force of the American Sleep Disorders Association (1993) Recording and scoring leg movements. Sleep 16:748–759

Ausserwinkler M, Schmidt P (1989) Erfolgreiche Behandlung des „restless legs“ Syndroms bei chronischer Niereninsuffizienz mit Clonidin. Schweiz Med Wochenschr 119:184–186

Bamford CR, Sandyk R (1987) Failure of clonidine to ameliorate the symptoms of restless legs syndrome [letter]. Sleep 10:398-399

Bandettini PA, Wong EC, Hinks RS, Tikofsky RS, Hyde JS (1992) Time course EPI of human brain function during task activation. Magn Reson Med 25:390–397

Banerji NK, Hurwitz IJ (1970) Restless legs syndrome, with particular reference to its occurence after gastric surgery. Br Med J 4:774–775

Barnes TRE, Braude WM, Hill DJ (1982) Acute akathisia and metoclopramide preoperative medication. Lancet II:48–49

Bastani B, Westervelt FB (1987) Effectiveness of clonidine in alleviating the symptoms of „restless legs“ [letter]. Am J Kidney Dis 10:326

Becker PM, Jamieson AO, Brown WD (1993) Dopaminergic agents in restless legs syndrome and periodic limb movements of sleep: response and complications of extended treatment in 49 cases. Sleep 16:713–716

Binder JR, Rao SM, Hammeke TA, Yetkin FZ, Jesmanowicz A, Bandettini PA, Wong EC, Estkowski LD, Goldstein MD, Haughton VM, Hyde JS (1994) Functional magnetic resonance imaging of human auditory cortex. Ann Neurol 35:662–671

Bliwise DL, Ingham RH, Date ES (1989) Nerve conduction and creatinine clearance in aged subjects with periodic movements in sleep. J Gerontol 44:M164–M167

Bliwise DL, Keenan S, Burnburg D, Mattice C, Minkley P, Pursley A, Zelonis J (1991) Interrater reliability for scoring periodic leg movements in sleep. Sleep 14:249–251

Boecker MR, Badia P, Shaffer JI (1994) The relationship between core body temperature and time-of-night patterns in PLMS activity. Sleep Res 23:235

Boghen D, Peyronnard JM (1976) Myoclonus in familial restless legs syndrome. Arch Neurol 33:368–370

Boghen D, Lamothe L, Elie R, Godbout R, Montplaisir J (1986) The treatment of the restless legs syndrome with clonazepam: a prospective controlled study. Can J Neurol Sci 13:245–247

Boiven DB, Lorrain D, Montplaisir J (1993) Effects of bromocriptine on periodic limb movements in human narcolepsy. Neurology 43:2134–2136

Bonduelle M (1952) Paresthesies agitantes nocturnes des membres inférieurs et impatiences. Presse Med 60:62

Bonnet MH, Arand DL (1991) Chronic use of triazolam in patients with periodic leg movements, fragmented sleep and daytime sleepiness. Aging 3:313–324

Botez MI, Cadotte M, Beaulieu R, Pichette LP, Pisonm C (1976) Neurologic disorder responsive to folic acid therapy. CMA Journal 115:217–223

Botez MI, Lambert B (1977) Folate-deficiency and restless-legs-syndrome in pregnancy. N Engl J Med 297:670

Braude W, Barnes T (1983) Clonazepam: effective treatment for restless legs syndrome in uraemia [letter]. Brit Med J Clin Res Edit 284:510

Braude WM, Barnes TRE, Gore SM (1983) Clinical characteristics of akathisia. A systematic investigation of acute psychiatric inpatient admissions. Brit J Psychiat 143:139–150

Brodeur C, Montplaisir J, Godbout R, Marinier R (1988) Treatment of restless legs syndrome and periodic movements during sleep with L-dopa: a double-blind, controlled study. Neurology 38:1845–1848

Bucher SF, Seelos KC, Stehling M, Oertel WH, Paulus W, Reiser M (1995a) High-resolution activation mapping of basal ganglia with functional magnetic resonance imaging. Neurology 45:180–182

Bucher SF, Seelos KC, Stehling MK, Oertel WH, Reiser M (1995b) Technical approaches to functional magnetic resonance imaging. Radiologe 35:228–236

Bucher SF, Seelos KC, Dodel RC, Paulus W, Reiser M, Oertel WH (1996a) Pallidal lesions: structural and functional magnetic resonance imaging. Arch Neurol 53:682–686

Bucher SF, Seelos KC, Bodis-Wollner I, Paulus W, Oertel WH, Reiser M (1996b) High resolution activation mapping of voluntary eye movements using functional magnetic resonance imaging. In: Hashimoto I, Okada YC, Ogawa S (eds) Visualization of information processing in the human brain: recent advances in MEG and functional MRI (EEG suppl 47). Elsevier, Amsterdam, pp 253–258

Bucher SF, Trenkwalder C, Oertel WH (1996c) Reflex studies and MRI in the restless legs syndrome. Acta Neurol Scand 94:145–150

Bucher SF, Seelos KC, Dodel RC, Reiser M, Oertel WH (1997a) Activation mapping in essential tremor with functional magnetic resonance imaging. Ann Neurol 41:32–40

Bucher SF, Seelos K, Reiser, Oertel WH, Trenkwalder C (1997b) Cerebral generators involved in the pathogenesis of the restless legs syndrome. Ann Neurol 41:639–645

Callaghan N (1966) Restless legs in uremic neuropathy. Neurology 16:359–361

Campbell SS, Broughton RJ (1994) Rapid decline in body temperature before sleep: fluffing the physiological pillow? Chronobiol Int 11:126–131

Cavatorta F, Vagge R, Solari P, Queirolo C (1987) Preliminary results with clonidine in the restless legs syndrome in 2 hemodialyzed uremic patients. Minerva Urol Nefrol 39:93

Chokroverty S, Walters A, Zimmerman T, Picone M (1992) Propriospinal myoclonus: a neurophysiologic analysis. Neurology 42:1591–1595

Chouza C, Scaramelli A, Caamano JL, DeMedina O, Aljanati R, Romero S (1986) Parkinsonism, tardive dyskinesia, akathisia, and depression induced by flunarizine. Lancet 1(8493):1303–1304

Coccagna G, Lugaresi E, Tassinari CA, Ambrosetto C (1966) La sindrome delle gambe senza riposo (restless legs). Rivista ÑOmnia medica et therapeuticaì, Pisa

Coccagna G, Lugaresi E (1981) Restless legs syndrome and nocturnal myoclonus. Int J Neurol 15:77–87

Coccagna G, Lugaresi E (1982) Ganznacht-Polygraphien bei Patienten mit schmerzhaften Erkrankungen. Z.EEG-EMG 13:149–153

Coleman R, Pollack C, Weitzman E (1980) Periodic movements in sleep (nocturnal myoclonus): relation to sleep disorders. Ann Neurol 8:416–421

Coleman R, Pollack C, Weitzman E (1980) Periodic movements in sleep (nocturnal myoclonus): relation to sleep disorders. Ann Neurol 8:416–421

Coleman R, Bliwise D, Sajben N, deBruyn L, Boomkamp A, Menn M, Dement W (1983) Epidemiology of periodic movements during sleep. In: Guilleminault C, Lugaresi E (eds) Sleep/Wake Disorders: Natural history, epidemiology, and long-term evolution. Raven Press, New York, pp 217–229

Collado Seidel V, Kohnen R, Samtleben W, Hillebrand G, Oertel WH, Trenkwalder C (1997) Clinical and biochemical findings in uremic patients with and without restless legs syndrome. Am J Kid Dis (im Druck)

Culpepper J, Shaffer J, Badia P (1989) Within night variability in nocturnal myoclonus. Sleep Res 18:217

Culpepper W, Badia P, Shaffer J (1992) Time-of-night patterns in PLMS activity. Sleep 15:306–311

Danek A, Pollmächer T (1990) Restless-legs-Syndrom. Klinik, Differentialdiagnose, Therapieansätze. Nervenarzt 61:69–76

Da Prada M, Kettler R, Zütcher G, Schaffner R, Haefely WE (1987) Inhibition of decarboxylase and levels of Dopa and 3-O-Methyldopa: a comparative study of benserazide versus carbidopa in rodents and of Madopar standard versus Madopar HBS in volunteers. Eur Neurol (suppl 1) 27:9–20

Davies SM, Murray NMF, Diengdoh JV, Galea-Debonoh A, Kocen RS (1981) Stimulus-sensitive spinal myoclonus. J Neurol Neurosurg Psychiatry 44:884–888

Deecke L, Englitz HG, Kornhuber HH (1977) Cerebral potentials preceding voluntary movement in patients with bilateral or unilateral Parkinson's akinesia. Progress Clin Neurophysiol 1:151–163

Deecke L, Kornhuber HH (1978) An electrical sign of participation of the mesial „supplementary“ motor cortex in human voluntary finger movements. Brain Res 159:473–476

Di Lazzaro V, Restuccia D, Nardone R, Oliviero A, Profice P, Insola A, Tonaldi P, Rothwell J (1996) Changes in spinal cord excitability in a patient with rhythmic segmental myoclonus. J Neurol, Neurosurg, Psychiat 61:641–644

Dichgans M, Walther E, Collado Seidel V, Trenkwalder C, Müller-Myhsok B, Oertel WH, Gasser T (1996) Autosomal dominant restless legs syndrome: genetic model and evaluation of 22 candidate genes. Mov Disord 11 (suppl 1):87

Dick JPR, Rothwell JC, Day BL, Cantello R, Buruma O, Gioux M, Benecke R, Berardelli A, Thompson PD, Marsden CD (1989) The Bereitschaftspotential is abnormal in Parkinson's disease. Brain 112:233–244

Doghramji K, Browman CP, Gaddy JR, Walsh JK (1991) Triazolam diminishes daytime sleepiness and sleep fragmentation in patients with periodic leg movements in sleep. J Clin Psychopharmacol 11:284–290

Drake ME (1988) Restless legs with antiepileptic drug therapy. Clin Neurol Neurosurg 90:151–154

Dressler D, Thompson PD, Gledhill RF, Marsden CD (1994) The syndrome of painful legs and moving toes. Mov Disord 9:13–21

Dzvonik ML, Kripke DF, Klauber M, Ancoli-Israel S (1986) Body position changes and periodic leg movements in sleep. Sleep 9:484–491

Earley CJ, Allen R (1996) Pergolide and Carbidopa/Levodopa treatment of the restless legs syndrome and periodic leg movements in sleep in a consecutive series of patients. Sleep 19:801–810

Edinger J, McCall WV, Marsh GR, Radtker RA, Erwin CW, Lininger A (1992) Periodic limb movement variability in older DIMS patients across consecutive nights of home monitoring. Sleep 15:156–161

Edinger JD, Fins AI, Sullivan RJ, Marsh GR, Dailey D, Hope V, Young M (1995) Comparison of pharmacologic and nonpharmacologic treatment of periodic limb movement disorder. Sleep Res in press

Ehrenberg BL (1991) Valproate for periodic leg movements of sleep. Electroenceph Clin Neurophysiol 79:65

Ehrenberg BL, Eisensehr I, Walters AS (1995) Influence of valproate on sleep and periodic limb movement disorder. Sleep Res 24:224

Ekbom KA (1945) Restless legs syndrome. Acta Med Scand 158 (suppl):4–122

Ekbom KA (1960) Restless legs syndrome. Neurology 10:868–873

Ekbom KA (1966) Restless legs syndrome after partial gastrectomy. Acta Neurol Scand 42:79–89

Ekbom KA (1970) Restless legs. In: Vinken PJ, Bruyn GW (eds) Handbook of clinical neurology. North Holland Publishing Company, Amsterdam New York, pp 311–320

Fazzini E, Diaz R, Fahn S (1989) Restless leg in Parkinson's disease: clinical evidence for underactivity of catecholamine neurotransmission. Ann Neurol 26:142

Fox PT, Raichle ME, Mintun MA, Dence C (1988) Nonoxidative glucose consumption during focal neural activity. Science 241:462–464

Frahm J, Bruhn H, Merboldt KD, Hänicke W (1992) Dynamic MRI of human brain oxygenation during rest and photic stimulation. J Magn Reson Imaging 2:501–505

Frahm J, Merboldt KD, Hänicke W (1993) Functional MRI of human brain activation at high spatial resolution. Magn Reson Med 29:139–144

Frahm J, Merboldt KD, Hänicke W, Kleinschmidt A, Boecker H (1994) Brain or vein – oxygenation or flow? On signal physiology in functional MRI of human brain activation. NMR Biomed 7:45–53

Fry JM, Di Phillipo MA, Pressman MR (1989) Periodic leg movements in sleep following treatment of obstructive sleep apnea with nasal continuous positive airway pressure. Chest 96:89–91

Gasser T, Meitinger T (1991) Neurogenetik – Herausforderung an die Neurologie. 1. Teil: Genkartierung und Gendiagnostik. Nervenarzt 62:583–589

Gibb WR, Lees AJ (1986) The restless legs syndrome. Postgrad Med J 62:329–333

Goodman JD, Brodie C, Ayida GA (1988) Restless leg syndrome in pregnancy. Br Med J 297:1101–1102

Guilleminault C, Raynal D, Weitzman ED, Dement WC (1975) Sleep-related periodic myoclonus in patients complaining of insomnia. Trans Am Neurol Assoc 100:19–22

Guilleminault C, Flagg W (1984) Effect of baclofen on sleep-related periodic leg movements. Ann Neurol 15:234–239

Guilleminault C, Mondini S, Montplaisir J, Mancuso J, Cobasko D, Dement WC (1987) Periodic leg movement, L-dopa, 5-hydroxytryptophan, and L-tryptophan. Sleep 10:393–397

Guilleminault C, Cetel M, Philip P (1993) Dopaminergic treatment of restless legs and rebound phenomenon. Neurology 43:445

Halliday AM (1967) The electrophysiological study of myoclonus in man. Brain 90:241–284

Handwerker J, Jr., Palmer RF (1985) Clonidine in the treatment of „restless leg" syndrome [letter]. N Engl J Med 313:1228–1229

Harriman DGF, Taverner D, Woolf AL (1970) Ekbom's syndrome and burning paresthesia. Brain 93:393–406

Heiman EM, Christie M (1986) Lithium-aggravated nocturnal myoclonus and restless legs syndrome [letter]. Am J Psychiatry 143:1191–1192

Heinze EG, Frame B, Fine G (1967) Restless legs and orthostatic hypotension in primary amyloidosis. Arch Neurol 16:497–500

Hellmann S, Tschudy DP (1962) „Restless legs" syndrome in acute intermittent porphyria. Ann Int Med 56:487–489

Hening WA, Walters As, Kavey N, Gidro-Frank S, Cote L, Fahn S (1986) Dyskinesias while awake and periodic movements in sleep in restless legs syndrome: treatment with opioids. Neurology 36:1363–1366

Hening WA, Walters AS (1989) Successful long-term therapy of the restless legs syndrome with opioid medications. Sleep Res 18:241

Hening WA, Chokroverty S, Walters AS (1990a) Presence of biphasic cortical prepotential before leg jerks in the restless legs syndrome. Sleep Res 19:235

Hening WA, Chokroverty S, Walters AS (1990b) The cortical premovement potential of restless legs syndrome jerks: differences in potentials before simulated versus symptomatic jerks. Sleep Res 20:255

Hening W, Walters AS, Chokroverty S (1995) Motor functions and dysfunctions of sleep. In: Chokroverty S (ed) Sleep disorders medicine: Basic science, technical considerations, and clinical aspects. Butterworth-Heinemann, Boston, pp 255–293

Hening W, Walters AS, Wagner M, Chen V, Shah M, Kim S, Thai O, Rosen R (1997) Measuring symptom severity in the restless legs syndrome with a modification of the suggested immobilization test. Neurology 48:A254

Hertz G, Fast A, Feinsilver SH, Albertarion CL, Schulman H, Fein AM (1992) Sleep in normal late pregnancy. Sleep 15:246–251

Holstege G, Kuypers HG (1977) Propriobulbar fibre connections to the trigeminal, facial and hypoglossal motor nuclei. Brain 100:239–264

Hopkins AP, Michael WF (1974) Spinal myoclonus. J Neurol Neurosurg Psychiatry 37:1112–1115

Howell DA, Lees AJ, Toghill PJ (1979) Spinal internuncial neurones in progressive encephalomyelitis with rigidity. J Neurol Neurosurg Psychiatry 42:773–785

Iannaccone S, Zucconi M, Marchettini P, Ferini-Strambi L, Nemni L, Quattrini A, Palazzi S, Lacerenza M, Formaglio F, Smirne S (1995) Evidence of peripheral axonal neuropathy in primary restless legs syndrome. Mov Disord 10:2–9

Jankovic J, Pardo R (1986) Segmental myoclonus: clinical and pharmacologic study. Arch Neurol 43:1025–1031

Johnson W, Walters A, Lehner T, Coccagna G, Ehrenburg B, Lazzarini A, Stenroos E, Lugaresi E, Hickey K, Picchietti D, Hening W, Gilliam C, Gold B, Brin M, Fazzini E, McCormack M, Fahn S, Ott J, Chokroverty S (1992) Affecteds only linkage analysis of autosomal dominant restless legs syndrome. Sleep Res 21:214

Jueptner M, Rijntjes M, Weiller C, Faiss JH, Timmann D, Mueller SP, Diener HC (1995) Localization of a cerebellar timing process using PET. Neurology 45:1540–1545

Kaplan PW, Allen RP, Buchholz DW, Walters JK (1993) A double-blind, placebo-controlled study of the treatment of periodic limb movements in sleep using carbidopa/levodopa and propoxyphene. Sleep 16:717–723

Kazenwadel J, Pollmächer T, Trenkwalder C, Oertel WH, Kohnen R, Künzel M, Krüger H-P (1995) New actigraphic assessment method for periodic leg movements (PLM). Sleep 18:689–697

Kimura J (1973) The blink reflex as a test for brainstem and higher central nervous system functions. In: Desmedt JE (ed) New developments in electromyography and clinical neurophysiology. Karger, Basel, pp 682–691

Kimura J (1984) The H-reflex and other late responses. In: Kimura J (ed) Electrodiagnosis in diseases of nerve and muscle: principles and practise. F.A. Davis, Philadelphia, pp 379–385

Kimura J, Lyon LW (1993) Orbicularis oculi reflex in the Wallenberg syndrome: alterations of the late reflex by lesions of the spinal tract and nucleus of the trigeminal nerve. J Neurol Neurosurg Psychiat 35:228–233

Kovacevic-Ristanovic R, Cartwright RD, Lloyd S (1991) Nonpharmacologic treatment of periodic leg movements in sleep. Arch Phys Med Rehabil 72:385–389

Kramer C, Kerekjarto Mv, Leplow B, Krasemann EO (1990) Lebensqualitätsmessungen im wöchentlich erhobenen Verlauf bei Herzinfarktpatienten. Psychother Psychosom Med Psychol 40:409–416

Kravitz HM, Corcos DM, Hansen G, Penn RD, Cartwright RD, Gianino J (1992) Intrathecal baclofen. Effects on nocturnal leg muscle spasticity. Phys Med Rehabil 71:48–52

Krueger BR (1990) Restless legs syndrome and periodic movements of sleep. Mayo Clin Proc 65:999–1006

Kuny S, Blättler S (1988) Psychische Befunde von vermeintlich phlebologischen Beinbeschwerden. Schweiz Med Wschr 118:18–22

Kuny S (1991) Psychiatrische Katamnese bei Patienten mit „restless legs“. Schweiz. med. Wschr. 121:72–76

Kwong KK, Belliveau JW, Chesler DA, Goldberg IE, Weisskoff RM, Poncelet BP, Kennedy DN, Hoppel BE, Cohen MS, Turner R, Cheng HM, Brady TJ, Rosen BR (1992) Dynamic magnetic resonance imaging of human brain activity during primary sensory stimulation. Proc Natl Acad Sci USA 89:5675–5679

Lang AE (1987) Restless legs syndrome and Parkinson's disease: insights into pathophysiology. Clin Neuropharmacol 10:476–478

Lang AE (1988) Akathisia and the restless legs syndrome. In: Jankovic J, Tolosa E (eds) Parkinsonís disease and movements disorders. Urban & Schwarzenberg, Baltimore München, pp 349–364

Larsen S, Telstad W, Sorensen O, Thom E, Stensrud P, Nyberg-Hansen R (1985) Carbamazepine therapy in restless legs. Acta Med Scand 218:223–227

Lauerma H (1991) Nocturnal wandering caused by restless legs and short-acting benzodiazepines. Acta Psychiatr Scand 83:492–493

Lavigne GJ, Montplaisir JY (1994) Restless legs syndrome and sleep bruxism: prevalence and association among Canadians. Sleep 17:739–743

Lin S, Kaplan J, Burger C, Fredrickson P (1995) The effect of pergolide on the treatment of resistant restless legs syndrome. Sleep Res 24:277 (abstract)

Lindvall O, Bjorklund A, Skagerberg G (1983) Dopamine-containing neurons in the spinal cord: anatomy and some functional aspects. Ann Neurol 14(3):255–260

Lugaresi E, Coccagna G, Gambi D, Berti-Ceroni G, Poppi M (1966) A propos de quelques manifestations nocturnes myocloniques (nocturnal myoclonus de Symonds). Rev Neurol 115:547–555

Lugaresi E, Cirignotta F, Coccagna G, Montagna P (1986) Nocturnal myoclonus and restless legs syndrome. Adv Neurol 43:295–307

Lutz EG (1978) Restless legs, anxiety and caffeinism. J Clin Psychiatry 39:693–698

Martinelli P, Coccagna G, Lugaresi E (1987) Nocturnal myoclonus, restless legs syndrome, and abnormal electrophysiological findings [letter]. Ann Neurol 21:515

Matthews WB (1979) Treatment of restless legs syndrome with clonazepam [letter]. Brit Med J 1:751

McCarley RW (1995) Neurophysiology of sleep: basic mechanisms underlying control of wakefulness and sleep. In: Chokroverty S (ed) Sleep disorders medicine – basic science, technical considerations and clinical aspects. Butterworth-Heinemann, Boston, pp 17–36

McParland P, Pearce JM (1990) Restles legs syndrome in pregnancy. Case reports. Clin Exp Obstet Gynecol 17:5–6

Mellick GA, Mellick LB (1995) Successful treatment of restless legs syndrome with gabapentin (Neurontin). Neurology 45 (suppl 4):446S

Metcalfe RA, MacDermott N, Chalmers RJ (1986) Restless red legs: an association of the restless legs syndrome with arborizing telangiectasia of the lower limbs. J Neurol Neurosurg Psychiatry 49:820–823

Milter MM, Browman CP, Menn SJ, Gujavarta K, Timms RM (1986) Nocturnal myoclonus: treatment efficacy of clonazepam and tenazepam. Sleep 9:385–392

Montagna P, Coccagna G, Cirignotta F, Lugaresi E (1983) Familial restless legs syndrome: long term follow up. In: Sleep/wake disorders natural history, epidemiology and long term evaluation. Raven Press, New York City, pp 231–235

Montagna P, Sassoli de Bianchi L, Zucconi M, Cirignotta F, Lugaresi E (1984) Clonazepam and vibration in restless legs syndrome. Acta Neurol Scand 69:428–430

Montagna P, Provini F, Plazzi G, Liguori R, Lugaresi E (1997) Propriospinal myoclonus upon relaxation and drowsiness: a cause of severe insomnia. Mov Disord 12:66–72

Montplaisir J, Godbout R, Boghen D, De Champlain J, Young SN, Lapierre G (1985) Familial restless legs with periodic movements in sleep: electrophysiologic, biochemical, and pharmacologic study. Neurology 35:130–134

Montplaisir J, Godbout R, Poirier G, Bedard MA (1986) Restless legs syndrome and periodic movements in sleep: physiopathology and treatment with L-dopa. Clin Neuropharmacol 9:456–463

Montplaisir J, Godbout R (1989) Restless legs syndrome and periodic movements during sleep. In: Kryger MH, Roth T, Dement WC (eds) Principles and practise of sleep medicine. WB Saunders, Philadelphia, PA, pp 402–409

Montplaisir J, Lorrain D, Godbout R (1991) Restless legs syndrome and periodic leg movements in sleep: the primary role of dopaminergic mechanism. Europ Neurol 31:41–43

Montplaisir J, Lapierre O, Warnes H, Pelletier G (1992) The treatment of the restless leg syndrome with or without periodic leg movements in sleep. Sleep 15:391–395

Montplaisir J, Boucher S, Poirier G, Lavigne G, Lapierre O, Lespérance P (1997) Clinical, polysomnographic, and genetic characteristics of restless legs syndrome: a study of 133 patients diagnosed with new standard criteria. Mov Disord 12:61–65

Mosko SS, Nudleman KL (1986) Somatosensory and brainstem auditory evoked responses in sleep-related periodic leg movements. Sleep 9:399–404

Mosko SS, Dickel MJ, Ashurst J (1988) Night to night variability in sleep apnea and sleep related periodic leg movements in the elderly. Sleep 11:340–348

Nakashima K, Takahashi K (1991) Exteroceptive suppression of the masseter, temporalis and trapezius muscles produced by mental nerve stimulation in patients with chronic headaches. Cephalalgia 11:23–28

Neshige R, Lüders H, Shibasaki H (1988) Recording of movement-related potentials from scalp and cortex in man. Brain 111:719–736

Nordlander NB (1953) Therapy in restless legs. Acta Med Scand 145:453–457

O'Keeffe ST, Gavin K, Lavan JN (1994) Iron status and restless legs syndrome in the elderly. Age Ageing 23:200–203

O'Sullivan RL, Greenberg DB (1993) H2-Antagonists, restless legs syndrome, and movement disorders. Psychosomatics 34:530–532

Ogawa S, Tank DW, Menon R, Ellermann JM, Kim SG, Merkle H, Ugurbil K (1992) Intrinsic signal changes accompanying sensory stimulation: functional brain mapping with magnetic resonance imaging. Proc Natl Acad Sci USA 89:5951–5955

Ohanna N, Peled R, Rubin AHE, Zomer J, Lavie P (1985) Periodic leg movements in sleep: effect of clonazepam treatment. Neurology 35:408–411

Ondo W, Jankovic J (1996) Restless legs syndrome: clinicoetiologic correlates. Neurology 47:1435–1441

Oppenheim H (1923) Lehrbuch der Nervenkrankheiten. S. Karger Verlag, Berlin

Oshtory MA, Vijayan N (1980) Clonazepam treatment of insomnia due to sleep myoclonus. Arch Neurol 37:119–120

Oswald I (1959) Sudden bodily jerks on falling asleep. Brain 82:92–103
Paik IH, Lee C, Choi BM, Chae YL, Kim CE (1989) Mianserin-induced restless legs syndrome [see comments]. Br J Psychiatry 155:415–417
Pauling L, Coryell C (1936) The magnetic properties and structures of hemoglobin, oxyhemoglobin, and carbon monoxyhemoglobin. Proc Natl Acad Sci USA 22:210–218
Peled R, Lavie P (1987) Double-blind evaluation of clonazepam on periodic leg movements in sleep. J Neurol Neurosurg Psychiatry 50:1679–1681
Pelletier G, Lorrain D, Montplaisir J (1992) Sensory and motor components of the restless legs syndrome. Neurology 42:1663–1666
Picchietti DL, Walters AS (1994) Attention-deficit hyperactivity disorder and periodic limb movement disorder in childhood. Sleep Res 23:303
Pollmächer T, Schulz H (1993) Periodic leg movements (PLM): their relationship to sleep stages. Sleep 16:572–577
Read DJ, Feest TG, Narsim MA (1981) Clonazepam: effective treatment for restless legs syndrome in uraemia. Br Med J 232:885–886
Rechtschaffen A, Kales A (1968) A manual of standardized terminology, techniques and scoring system for sleep stages of human subjects. Brain Information Service/Brain Research Institute, Los Angeles
Riley DE, Lang AE (1993) The spectrum of levodopa-related fluctuations in Parkinson's disease. Neurology 43:1459–1464
Roger SD, Harris DC, Stewart JH (1991) Possible relation between restless legs and anaemia in renal dialysis patients [letter]. Lancet 337:1551
Roquer J, Goday A, Cano JF (1992) Restless legs syndrome and hyperthyroidism [letter]. Med Clin 99:715–716
Rossi B, Risaliti R, Rossi A (1989) The R3 component of the blink reflex in man: a reflex response induced by activation of high threshold artaneous afferents. Electroenceph Clin Neurophysiol 73:334–340
Rutkove SB, Matheson JK, Logigian EL (1996) Restless legs syndrome in patients with polyneuropathy. Muscle and Nerve 19:670–672
Sadeh A, Hauri P, Kripke D, Lavie P (1995) The role of actigraphy in the evaluation of sleep disorders - An American Sleep Disorders Association Review. Sleep 18:288–302
Salih AM, Gray RE, Mills KR, Webley M (1994) A clinical, serological and neurophysiological study of restless legs syndrome in rheumatoid arthritis. Br J Rheumatol 33:60–63
Salvi F, Montagna P, Plasmati R, Rubboli G, Cirignotta F, Veilleux M, Lugaresi E, Tassinari CA (1990) Restless legs syndrome and nocturnal myoclonus: initial clinical manifestation of familial amyloid polyneuropathy. J Neurol Neurosurg Psychiatry 53:522–525
Sandyk R (1986) L-Tryptophan in the treatment of restless legs syndrome [letter]. Am J Psychiatry 143:554–555
Sandyk R, Bernick C, Lee SM, Stern LZ, Iacono RP, Bamford CR (1987a) L-dopa in uremic patients with the restless legs syndrome. Int J Neurosci 35:233–235
Sandyk R, Bamford CR, Gillman MA (1987b) Opiates in the restless legs syndrome. Int J Neurosci 36:99–104
Scharf MB, Brown L, Hirschowitz J (1986) Possible efficacy of alprazolam in restless leg syndrome. Hillside J Clin Psychiatry 8:214–223
Schenck CH, Mahowald MW (1990) Polysomnographic, psychiatric, and clinical outcome report on 70 consecutive cases with REM sleep behavior disorder (RBD): sustained clonazepam efficacy in 89.5% of 57 cases. Cleve Clin J Med 57 (suppl):S9–S23
Schenck CH, Mahowald MW (1994) Review of nocturnal sleep-related eating disorders. Int J Eat Disord 15:343–356
Schlienger JL (1985) Restless leg syndrome due to moderate hypothyroidism [letter]. Presse Med 14:791
Schoenen J, Jamart B, Gerard P, Lenarduzzi P, Delwaide PJ (1987) Exteroceptive suppression of temporalis muscle activity in chronic headache. Neurology 37:1834–1836

Schoenen J (1993) Exteroceptive suppression of temporalis muscle activity in patients with chronic headache and in normal volunteers:methodology, clinical and pathophysiological relevance. Headache 33:3–17

Schönbrunn E, Riemann D, Hohagen F, Berger M (1990) Restless legs und Schlafapnoesyndrom – zufällige Koinzidenz oder kausale Beziehung? Nervenarzt 61:306–311

Shannon HE, Bemis KG, Peters SC (1991) Effects of oral pergolide mesylate on nociceptive spinal cord reflexes in rats. Life Sciences 48:2243–2248

Shibasaki H, Shima F, Kuroiwa Y (1978) Clinical studies of the movement-related cortical potential (MP) and the relationship between the dentatorubrothalamic pathway and readiness potential (RP). J Neurol 219:15–25

Shulman RG, Blamire AM, Rothman DL, McCarthy G (1993) Nuclear magnetic resonance imaging and spectroscopy of human brain function. Proc Natl Acad Sci U S A 90:317–3133

Silfverskiold BP (1986) Rhythmic myoclonias including spinal myoclonus. In: Fahn S, Marsden CD, Van Woert MH (eds) Advances in neurology: myoclonus. Raven Press, New York, pp 1–5

Silver MH, Shepard JW, Wisbey JA (1995) The role of pergolide in the management of resistant restless legs syndrome. Sleep Res 24:277 (abstract)

Smith RC (1985) Relationship of periodic movements in sleep (nocturnal myoclonus) and the Babinski sign. Sleep 8:239–243

Smith RC (1987) Comparison of Babinski-like response in periodic movements in sleep (Nocturnal Myoclonus). Biol Psychiatry 22:1271–1273

Smith RC (1992) The Babinski response and periodic limb movement disorder [letter; comment]. J Neuropsychiatry Clin Neurosci 4:233–234

Smith RC, Gouin PR, Minkley P, Lyles J, VanEgeren L, Adams T, Shaffer D, Hulce V (1992) Periodic limb movements disorder is associated with normal conduction latencies when studied by central magnetic stimulation – Successful use of a new technique. Sleep 15:312–318

Staedt J, Stoppe G, Kogler A, Munz D, Riemann H, Emrich D, Ruether E (1993) Dopamine D2 receptor alteration in patients with periodic movements in sleep (nocturnal myoclonus). J Neural Transmission 93:71–74

Stiasny K (1996) Therapie von Schlafstörungen bei Patienten mit idiopathischem und urämischem Restless Legs Syndrom mit L-DOPA. Dissertation an der medizinischen Fakultät der Ludwig-Maximilians-Universität München

Symonds CP (1953) Nocturnal myoclonus. J Neurol Neurosurg Psychiatry 16:166–171

Taylor CP (1994) Emerging perspectives on the mechanism of action of gabapentin. Neurology 44 (suppl 5):10–16

Telstad W, Sorensen O, Larsen S, Lillevold PE, Stensrud P, Nyberg-Hansen R (1984) Treatment of the restless legs syndrome with carbamazepine: a double blind study. Br Med J 288:444–446

Terao T, Terao M, Yoshimura R, Abe K (1991) Restless legs syndrome induced by lithium. Biol Psychiatry 30:1167–1170

Thulborn KR, Waterton JC, Mathews PM, Radda G (1982) Oxygenation dependence of the transverse relaxation time of water protons in whole blood at high field. Biochem Biophys Acta 714:265–270

Trenkwalder C, Schwarz J, Pollmaecher T, Gasser T, Arnold G, Oertel WH (1991) Sustained release L-DOPA in patients with idiopathic and uremic restless legs syndrome. Neurology 41 (suppl):224

Trenkwalder C, Oertel WH (1993) Restless Legs Syndrom und Akathisie. In: Möller H-J. Przuntek H (Hrsg.) Therapie im Grenzgebiet von Neurologie und Psychiatrie. Springer, Berlin Heidelberg New York, pp 38–47

Trenkwalder C, Bucher SF, Oertel WH, Proeckl D, Plendl H, Paulus W (1993) Bereitschaftspotential in idiopathic and symptomatic restless legs syndrome. Electroencephalogr Clin Neurophysiol 89:95–103

Trenkwalder C, Stiasny K, Pollmaecher T, Wetter T, Schwarz J, Kohnen R, Krueger HP, Kazenwadel J, Ramm S, Kuenzel M, Oertel WH (1995) L-DOPA therapy of uremic and idiopathic restless legs syndrome: a double-blind crossover trial. Sleep 18:681–688

Trenkwalder C, Bucher SF, Oertel WH (1996a) Electrophysiological pattern of involuntary limb movements in the restless legs syndrome. Muscle&Nerve 19:155–162

Trenkwalder C, Collado-Seidel V, Gasser T, Oertel WH (1996b) Clinical symptoms and possible anticipation in a large kindred of familial restless legs syndrome. Mov Disord 11:389–394

Trenkwalder C, Stautner A, Wetter T, Stiasny K, Bucher SF, Oertel WH (1996c) Comparison of idiopathic and uremic restless legs syndrome: results of a database of 134 patients. Neurology 46:A119–A120

Trenkwalder C, Walters AS, Hening WA, Rahman K, Campbell S, Chokroverty S (1997a) Circadian rhythm of periodic limb movements and sensory symptoms in the idiopathic restless legs syndrome. Neurology (im Druck)

Trenkwalder C, Collado Seidel V, Kazenwadel J, Kohnen R, Wetter T, Selzer R, Oertel WH (1997b) Treatment of the restless legs syndrome with a combination of standard and sustained release levodopa/benserazide (Madopar depot): a double-blind controlled study. XVI World Congress of Neurology, J Neurol Sci (im Druck)

Trzepacz PT, Violette EJ, Sateia MJ (1984) Response to opioids in three patients with restless legs syndrome. Am J Psychiatry 141:993–995

Turner R, LeBihan D, Moonen CTW, Despres D, Frank J (1991) Echo-planar time course MRI of brain oxygenation changes. Magn Reson Med 22:159–166

Turner R (1994) Magnetic resonance imaging of brain function. Ann Neurol 35:637–638

Tyszka JM, Grafton ST, Chew W, Woods RP, Colletti PM (1994) Parceling of mesial frontal motor areas during ideation and movement using functional magnetic resonance imaging at 1.5 Tesla. Ann Neurol 35:746–749

Vahedi H, Kuchle M, Trenkwalder C, Krenz CJ (1994) Peridurale Morphiumanwendung bei Restless-Legs-Status. Anästhesiol Intensivmed Notfallmed Schmerzther 29

von Scheele C (1986) Levodopa in restless legs. Lancet 2:426–427

von Scheele C, Kempi V (1990) Long-term effect of dopaminergic drugs in restless legs. A two-year follow-up. Arch Neurol 47:1223–1224

Wagner ML, Walters AS, Coleman R, Hening W, Grasing K, Chokroverty S (1994) A double-blind study of clonidine in the restless legs syndrome. Sleep 19:52–58

Walker S, Fine A, Kryger MH (1995) Sleep complaints are common in a dialysis unit. Am J Kid Dis 26:751–756

Walker SL, Fine A, Kryger MH (1996) L-DOPA/Carbidopa for nocturnal movement disorders in uremia. Sleep 19:214–218

Walters A, Hening W, Cote L, Fahn S (1986) Dominantly inherited restless legs with myoclonus and periodic movements of sleep: a syndrome related to the endogenous opiates? Adv Neurol 43:309–319

Walters AS, Hening W (1987) Clinical presentation and neuropharmacology of restless legs syndrome. Clin Neuropharmacol 10:225–237

Walters AS, Hening WA, Chokroverty S (1988a) Frequent occurrence of myoclonus while awake and at rest, body rocking and marching in place in a subpopulation of patients with restless legs syndrome. Acta Neurol Scand 77:418–421

Walters AS, Hening WA, Kavey N, Chokroverty S, Gidro-Frank S (1988b) A double-blind randomized crossover trial of bromocriptine and placebo in restless legs syndrome. Ann Neurol 24:455–458

Walters AS, Picchietti D, Hening W, Lazzarini A (1990) Variable expressivity in familial restless legs syndrome. Arch Neurol 47:1219–1220

Walters AS, Hening W, Rubinstein M, Chokroverty S (1991) A clinical and polysomnographic comparison of neuroleptic-induced akathisia and the idiopathic restless legs syndrome. Sleep 14:339–345

Walters AS, Wagner ML, Hening WA, Grasing K, Mills R, Chokroverty S, Kavey N (1993) Successful treatment of the idiopathic restless legs syndrome in a randomized double-blind trial of oxycodone versus placebo. Sleep 16:327–332

Walters AS, Picchietti DL, Ehrenberg BL, Wagner ML (1994) Restless legs syndrome in childhood and adolescence. Pediatr Neurol 11:241–245

Walters AS (1995) Periodic limb movements. In: Aldrich MS (ed) Neurobase (A computerized program in neurology). Sleep Disorders. 2nd edition. Arbor Publishing, La Jolla, CA

Walters AS, The International Restless Legs Syndrome Study Group (1995a) Towards a better definition of the restless legs syndrome. Mov Disord

Walters AS, Trenkwalder C, Hening WA, Chokroverty S, Dhavan V, Eidelberg D (1995b) Fluorodeoxyglucose PET scanning in 5 patients with restless legs syndrome. Sleep Res 24:365

Walters A, Hickey K, Maltzman J, Joseph D, Hening W, Wilson V, Chokroverty S (1996a) A questionnaire study of 138 patients with restless legs syndrome: the „Night-Walkers" survey. Neurology 46:92–95

Walters AS, Wagner M, Hening WA (1996b) Periodic limb movements as the initial manifestation of restless legs syndrome triggered by lumbosacral radiculopathy [letter]. Sleep 19:825–826

Ware JC, Brown FW, Moorad PJ, Pittard JT, Murphy M, Franklin D (1984) Nocturnal myoclonus and tricyclic antidepressants. Sleep Res 13:72

Ware JC, Blumoff R, Pittard JT (1988) Peripheral vasoconstriction in patients with sleep-related periodic leg movements. Sleep 11:182–186

Watanabe S, Ono A, Naito H (1990) Periodic leg movements during either epidural or spinal anesthesia in an elderly man without sleep-related (nocturnal) myoclonus. Sleep 13:262–266

Webb WB (1994) Sleep as a biological rhythm: a historical review. Sleep 17:188–194

Wechsler LR, Stakes JW, Shahani BT, Busis NA (1986) Periodic leg movements of sleep (nocturnal myoclonus): an electrophysiological study. Ann Neurol 19:168–173

Wetter T, Collado Seidel V, Scheidtmann K, Trenkwalder C (1997) Sleep measures in parkinson syndromes. Sleep Res (im Druck)

Whittmack T (1861) Pathologie und Therapie der Sensibilitäts-Neurosen. Schäfer, Leipzig

Willis T (1685) The London practise of physick. Bassett and Crooke, London

Winkelman JW, Chertow GM, Lazarus JM (1996) Restless legs syndrome in end-stage renal disease. Am J Kid Dis 28:372–378

Winkelmann J, Wetter TC, Stiasny K, Oertel WH, Trenkwalder C (1997) Treatment of restless legs syndrome with pergolide – an open clinical trial. Mov Disord (im Druck)

Wohlschläger M (1996) Psychopathologische Symptome bei Patienten mit Restless legs Syndrom. Inaugural-Dissertation Ludwig-Maximilians-Universität, München

Yasuda T, Nishimura A, Katsuki Y, Tsuji Y (1986) Restless legs syndrome treated successfully by kidney transplantation – a case report. Clin Transpl 138:138

Yokota T, Hirose K, Tanabe H, Tsukagoshi H (1991) Sleep-related periodic leg movements (nocturnal myoclonus) due to spinal cord lesion. J Neurol Sci 104:13–18

Zoe A, Wagner M, Walters A (1994) High-dose clonidine in a case of restless legs syndrome. Ann Pharmacother 28:878–881

Zucconi M, Coccagna G, Petronelli R, Gerardi R, Mondini S, Cirignotta F (1989) Nocturnal myoclonus in restless legs syndrome: effect of carbamazepine treatment. Funct Neurol 4:263–271

Sachverzeichnis

E

F

G

H

I

K

L

M

N

O

P

Q

R

S

T